U0267506

面部透明质酸与肉毒毒素高阶注射

主 编 韩雪峰 王 岩

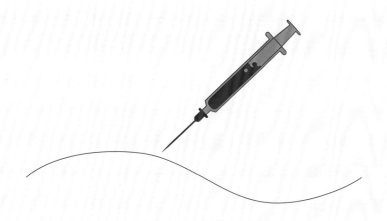

北京大学医学出版社

MIANBU TOUMINGZHISUAN YU ROUDU DUSU GAOJIE ZHUSHE

图书在版编目（CIP）数据

面部透明质酸与肉毒毒素高阶注射 / 韩雪峰，王岩主编. —北京：北京大学医学出版社，2022.1（2025.1 重印）

ISBN 978-7-5659-2429-3

Ⅰ．①面… Ⅱ．①韩… ②王… Ⅲ．①面—免疫佐剂—注射 ②面—肉毒毒素—注射 Ⅳ．① R622

中国版本图书馆 CIP 数据核字（2021）第 214454 号

本书中二维码关联视频服务由爱美客技术发展股份有限公司提供并负责维护。

面部透明质酸与肉毒毒素高阶注射

主　　编：韩雪峰　王　岩
出版发行：北京大学医学出版社
地　　址：（100191）北京市海淀区学院路38号　北京大学医学部院内
电　　话：发行部 010-82802230；图书邮购 010-82802495
网　　址：http：//www.pumpress.com.cn
E - m a i l：booksale@bjmu.edu.cn
印　　刷：北京金康利印刷有限公司
经　　销：新华书店
责任编辑：李　娜　　责任校对：靳新强　　责任印制：李　啸
开　　本：889 mm×1194 mm　1/16　印张：11.5　字数：284千字
版　　次：2022年1月第1版　2025年1月第4次印刷
书　　号：ISBN 978-7-5659-2429-3
定　　价：180.00元

编委会名单

黄宗霖（中国医学科学院整形外科医院　在读硕士）

靳绍东（北京联合丽格第二医疗美容医院　主治医师）

李云志（哈尔滨骨伤科医院整形美容科　副主任医师）

刘安娜（中国医学科学院整形外科医院　在读硕士）

刘　凯（长沙凯莱医疗美容门诊部　主治医师）

刘　曒（中国医学科学院整形外科医院　副主任医师）

刘月丽（郑州大学第二附属医院医疗美容科　主治医师）

娄　霞（南京时光际医疗美容门诊部　副主任医师）

邱银先（重庆星宸整形美容医院　主治医师）

石　恒（成都高新米兰柏羽美容医院　主治医师）

宋　辉（爱美客技术发展股份有限公司　医生学术部）

隋　冰（北京冰新丽格医疗美容医院　副主任医师）

唐晓军（中国医学科学院整形外科医院　主任医师）

王世炜（爱美客技术发展股份有限公司　医学事务部经理）

王太玲（中国医学科学院整形外科医院　主任医师）

王　岩（北京联合丽格第一医疗美容医院　主治医师）

王永前（中国医学科学院整形外科医院　主任医师）

杨　威（北京华夏医美医疗美容诊所　副主任医师）

尹　博（中国医学科学院整形外科医院　主治医师）

张　诚（南京晴禧医疗美容门诊部　副主任医师）

张心瑜（中国医学科学院整形外科医院　主治医师）

赵雁南（哈尔滨市第五医院烧伤整形科　副主任医师）

周　栩（中国医学科学院整形外科医院　副主任医师）

朱丛笑（中国医学科学院整形外科医院　在读博士）

朱梦洁（宁波珈禾整形专科医院　主治医师）

鸣谢单位　爱美客技术发展股份有限公司全轩医学苑

主编简介

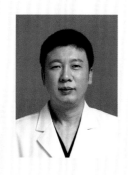

　　韩雪峰，主任医师，整形外科学博士、博士后，硕士生导师，现任中国医学科学院整形外科医院脂肪移植与体形雕塑中心副主任。师从李健宁教授和杨大平教授。现任中华医学会整形外科学分会脂肪移植学组副组长、中国中西医结合学会医学美容专业委员会吸脂与脂肪移植分会副主任委员、中国整形美容协会血管瘤与脉管畸形整形分会第一届理事会副会长等职务。曾承担省部级课题 2 项。在国内外期刊发表论文 60 余篇（其中第一作者和通讯作者 25 篇）。目前主要从事脂肪相关整形和面部、形体年轻化的微创治疗；在国内率先开展微颗粒脂肪移植联合激光治疗痤疮后瘢痕、其他瘢痕和静态皱纹，获得良好持久的效果；擅长运用注射透明质酸、胶原蛋白和肉毒毒素等非手术手段实施面部及全身年轻化美容治疗。

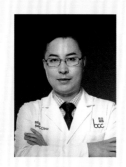

　　王岩，主治医师，硕士，现任北京联合丽格第一医疗美容医院眼整形和面部年轻化中心主任。师从王志军教授。现任中国非公立医疗机构整形与美容专业委员会青年委员会副主任委员、形体雕塑与脂肪移植学组委员，中华医学会整形外科学分会脂肪移植学组委员、面部年轻化学组委员等职务。长期从事解剖学科研、教学工作，具有扎实的解剖学功底和丰富的临床实践经验。擅长动态重睑术、动态理念的重睑修复术、上睑下垂矫正术、超高位 SMAS 除皱术及注射美容治疗。

副主编简介

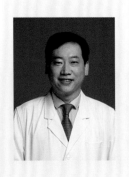

王永前，中国医学科学院整形外科医院主任医师，整形外科学博士，博士生导师。现任《中华整形外科杂志》编委、中国康复医学会修复重建外科专业委员会委员、北京医学会医学美学与美容学分会秘书长。从事整形美容专业 20 余年，擅长唇裂与腭裂的修复、眼整形与面部年轻化治疗。参编专著 4 部，副主译、参译专著 4 部。作为课题负责人承担北京市"首都特色"专项课题、首都卫生发展科研专项课题、北京市卫生与健康科技成果推广项目、北京协和医学院教学改革项目、中国医学科学院整形外科医院重大科研项目。曾获得"北京优秀医师"荣誉称号以及中华医学科技奖、北京市科学技术奖等多项奖励。

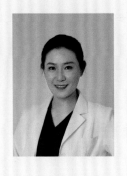

王太玲，主任医师，整形外科学博士，硕士生导师，中国医学科学院整形外科医院面颈部整形美容中心主任。现任中国整形美容协会医美与艺术分会副会长、北京医学会医学美学与美容学分会常委、中国职业安全健康协会医美与整形安全专业委员会常委。在国内期刊发表论文 20 余篇（其中第一作者和通讯作者 15 篇，SCI 收录 8 篇）。主译、参译专著 3 部。作为课题负责人承担科研基金 4 项。

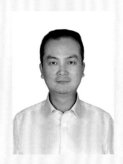

杜培，爱美客技术发展股份有限公司医生学术部负责人，主要负责医生教育及培训工作。负责的"全轩学院"（现更名为"全轩医学苑"）教学项目通过组织业内优秀专家，采用全新的教学、研讨、互助的方式，向行业输出最新及系统的微整形教学内容；负责启动的线上教学平台"全轩课堂"致力于向医生普及微整形知识、解决常见疑难问题并全面提升其临床能力，目前累计上线课程 300 余节，在册医生 1 万余名，累积学习 21 万课（次）。

序 一

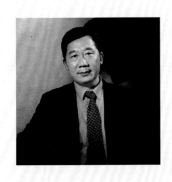

近 10 几年来，我国的注射美容技术经历了从引进、兴起到几乎与世界同步的发展过程。随着注射美容的相关解剖及其基础研究的发展，注射美容的理论和实践不断更新，透明质酸从最初的真皮内填充剂扩展到软组织填充剂，继而发展到作为面部提升的注射材料；肉毒毒素的基础理论和临床研究也在不断丰富，更加完善和扩展了其临床应用。近 5 年来，我国学者在国内外期刊发表的注射美容相关文献逐年增多。2018 年，在 PubMed 上以"hyaluronic acid"为关键词检索到的 8200 多篇文献中有 329 篇为中国作者撰写；2021 年在检索到的 549 篇相关文献中则增加至 169 篇，足以看出我国在注射美容领域的进步。

经过近 2 年的撰写，韩雪峰医师和王岩医师主编的《面部透明质酸与肉毒毒素高阶注射》终于面世。这本书结合了近年来注射美容方面的进展，针对透明质酸面部注射提出了系统化的"结构复位提升"理念和流程，非常适合具有一定注射经验的医师学习，对于初学者也有很好的参考和指导意义；在肉毒毒素注射除皱治疗中，作者更倾向于施行"个性化"的除皱治疗，这也是许多注射医师一直寻求的方法，具有很大的参考意义。

本书内容全面，逻辑清晰，语言流畅易懂，配图形象生动，图文并茂，有助于读者掌握透明质酸和肉毒毒素注射的基本概念和技术，是值得推广的注射美容专业书籍。

希望本书的编者不忘初心，砥砺前行，祝他们在事业上再创佳绩！

李世荣

中国医学科学院整形外科医院

序 二

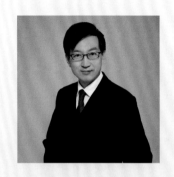

祝贺韩雪峰和王岩医师主编的《面部透明质酸与肉毒毒素高阶注射》付梓面世。

注射美容是面部年轻化的重要组成部分。近年来，注射美容相关解剖、注射理念和方法都取得了长足的发展。本书中关于透明质酸和肉毒毒素注射的解剖论述汇集了近几年最经典的文献和学者研究，阐述清晰，图片易懂。本书还介绍了透明质酸的注射原则和注射顺序，提出了"结构复位提升"的注射理念，提纲挈领、要点分明。关于面部各部位的肉毒毒素除皱方法，作者提出了"均匀地麻痹一组或几组目标肌肉"的治疗总原则以及"哪有皱纹打哪里"的治疗方法，这符合整形外科"严格遵循整形外科原则，依据国人解剖结构基础"的诊治理念。

本书逻辑清晰，语言流畅易懂，配图形象生动，图文并茂，有助于读者掌握透明质酸和肉毒毒素注射的基本概念和技术，是值得推广的注射美容专业书籍。

西安国际医学中心医院整形医院

序 三

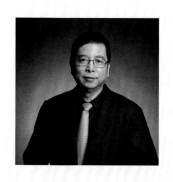

注射美容是面部年轻化不可或缺的部分。随着我国注射美容的发展，目前国内的注射理念和技术已逐渐与国际接轨，在注射美容的基础研究方面已发表了诸多文献。尤其是近两年，我国的注射美容蓬勃发展，为国际注射美容做出了重要贡献。

由于国内外审美尤其是东西方审美存在巨大差异，完全借鉴国外注射模式进行操作远不能满足中国广大求美者的审美需求，一套"中国特色"的注射方式及其相关解剖学知识成为刚性需求。

《面部透明质酸与肉毒毒素高阶注射》一书阐述了透明质酸注射的最新理念，摒弃了西方注射中不适合国人的部分，总结出"结构复位提升"的透明质酸注射方法。在肉毒毒素治疗部分，作者针对不同患者制订个性化的治疗方案，在分析了肉毒毒素注射的诸多影响因素基础上，提出了"均匀地麻痹一组或几组目标肌肉"的治疗总原则以及"哪有皱纹打哪里"的治疗方法。

我始终相信，注射的最终目的是需要"客制化"的，没有一套方法可以在不同患者之间完全照搬。只有基于患者的充分评估、基于解剖学基础而进行的个性化注射才能获得更加多变且令人满意的注射结果，而"客制化"的前提是针对注射方式的充分理解。本书从解剖入手，将注射与解剖紧密结合，并将每个注射点位的解剖基础、材料选择、注意事项一一详尽列出，让广大读者可以充分理解书中的注射方式，也能更加灵活多变地使用书中提及的注射方式。无疑，本书的出版对于注射"客制化"具有划时代的意义。

本书图片精美、文字流畅，是一本值得推荐的注射美容参考书籍！

罗盛康

广东省第二人民医院整形美容科

序 四

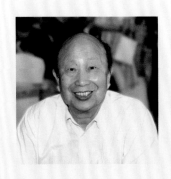

　　实践出真知。《面部透明质酸与肉毒毒素高阶注射》一书主编韩雪峰主任经历研究生的培训和博士后工作的历练，在工作中遵循原则，认真负责，善于思考，注意总结，把握诊治的每一个病例，在注射美容专业领域积累了丰富的经验，并有所进步和创新，受到业界的肯定和赞誉。他主编的这本书介绍了面部透明质酸和肉毒毒素应用的基本原理，并详尽分享了他宝贵的实践经验。该书图文并茂，附有操作视频，便于读者理解，可以成为一部很好的教科书。

　　注射美容有着美好的发展前景，也存在着一定的风险。如何避免并发症、后遗症的发生，包括心理问题，也是我们不容忽视的问题。在学习过程中，应注意理论基础、美容相关解剖和规范原则相结合。

　　我希望本书的出版能为注射美容领域做出贡献，为从事本专业的医师培训和技能提高有指导意义。

北京大学第三医院成形外科

序 五

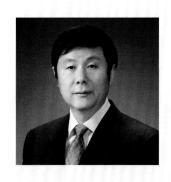

面部年轻化是整形外科永恒的主题。自 20 世纪 80 年代注射美容在西方兴起并逐渐发展繁荣，已成为面部年轻化不可或缺的手段之一。我国的注射美容起步于 10 余年前，随着国际交流和我国医师的大量实践经验、基础研究经验的积累，我国的注射美容在近几年逐渐赶上了国际步伐，为注射美容的发展做出了重要贡献。

然而，由于东西方审美和文化差异，目前诸多注射方法照搬西方的操作习惯和僵化的注射剂量，并不能满足国人的"东方美"需求，也不能满足个性化的需求，亟需一本适合国人审美和个性化注射方法的指导书籍。

《面部透明质酸与肉毒毒素高阶注射》一书主要包括透明质酸面部填充术和肉毒毒素面部除皱术两部分。在透明质酸部分，作者基于国人面部解剖的结构特点，结合韧带提升理论、脂肪室补充理论，创立了一套适合国人的"结构复位提升"注射方法，并详细介绍了注射层次、剂量范围、注意事项等，是一套既有理论指导又可灵活应用的个性化治疗方法。在肉毒毒素部分，作者提出了肉毒毒素面部除皱术的总原则和注射方法，并论证了该原则的科学性和有效性。我相信读者遵循了此原则和注射方法，就可以获得个性化的、令人满意的治疗效果。

本书图片精美、文字流畅，是一本值得推荐的参考书籍。祝贺本书的顺利出版，相信本书会助力中国注射美容领域的繁荣发展！

杨大平

哈尔滨医科大学

前　言

经过近 2 年的筹备和撰写,《面部透明质酸与肉毒毒素高阶注射》终于付梓面世。一直以来,编写一本关于面部透明质酸和肉毒毒素注射的书籍是我的愿望,目的是把我近10 年来在注射美容方面的经验分享给大家,供大家参考。

本书分为两部分,第一部分为透明质酸面部填充术,第二部分为肉毒毒素面部除皱术。第一部分包括 9 章,内容涵盖透明质酸基础知识、面部透明质酸注射相关解剖、面部美学评估、面部透明质酸注射总原则、透明质酸注射面部分区、上中下面部和鼻部透明质酸注射。该部分将衰老的解剖特点和注射目标相结合,纲目性地提出了透明质酸注射的总体原则,解释了透明质酸的注射原理。该部分在阐述各部位注射技术时,从该部位的解剖(实体解剖和示意图)开始,结合面部的分区深入浅出地提出了"结构复位提升"的注射理念并介绍了具体的操作方法,将面部透明质酸注射流程化,简单易学;同时考虑了国人的审美、国内已获批产品的特点等影响因素,提出了适合国人的注射方法。本书的第二部分包括 5 章,内容涵盖肉毒毒素的基础知识、肉毒毒素面部除皱相关解剖、肉毒毒素面部年轻化总原则和总目标、肉毒毒素面部注射除皱的影响因素和面部各部位注射除皱的分型、注射方法和其他考量因素。与其他注射美容书籍不同的是,本书强调掌握肉毒毒素注射除皱的原理和总原则,不拘泥于某种分型和死板固化的注射方法,而是结合每个个体的解剖特点做到个性化治疗。另外,为更好地将注射方法呈现给大家,在部分章节后有视频二维码供大家扫码观看。

本书的作者多为国内知名三甲医院和大型民营医院的医生,还包括爱美客技术发展股份有限公司和上海其胜生物材料技术研究所的技术人员。他们均具有丰富的临床和基础研究经验,保证了书籍内容的科学性和实用性。本书由我和王岩医师主编,王永前教授、王太玲教授和杜培经理作为副主编。在此特别感谢各位作者的辛勤付出,本书的很多作者是爱美客技术发展股份有限公司医美教育平台"全轩医学苑"的核心讲者,他们为中国的医学美容教育付出了大量的心血;在此感谢全轩医学苑及其组织者的辛勤工作;感谢李发成教授、王志军教授和罗盛康教授对书稿的辛勤审阅,他们为本书的撰写提出了宝贵的意见。

特别感谢我的恩师李健宁老师、杨大平老师对我人生道路的指引,您们高尚的品德和严谨的治学精神深深影响了我，感谢两位老师对我的栽培和鼓励；感谢李发成老师对我事业的指导和帮助，是您一直的鼓励和支持让我坚持到现在；感谢爱美客技术发展股份有限公司杜培经理、宋辉及其团队对书中图片的整理；感谢张心瑜医师对书籍文字所做的校对工作；感谢北京大学医学出版社的帮助和支持；感谢所有在本书编写与出版过程中提供过帮助的同道和朋友们；本书的编写占据了我大量的业余时间，以至于没有时间陪伴家人，感谢他们的理解和支持。

　　注射美容一直在进步，本书只是注射美容发展过程中的小小"浪花"，相信不久会有更多、更好的技术面世。因本书编写时间有限，难免出现错误，恳请广大读者批评指正，以期共同进步。

韩雪峰

中国医学科学院整形外科医院

目　录

第一部分　透明质酸面部填充术 ··· 1

第一章　透明质酸基础知识 ··· 2

第一节　理化性质与生物学功能 ·· 3
一、物理性质 ··· 3
二、化学性质 ··· 6
三、生物学功能 ··· 7

第二节　产品制造与技术要求 ··· 8
一、产品制造的交联反应 ··· 8
二、产品的技术要求 ··· 10
三、产品形式与审批 ··· 11

第二章　面部透明质酸注射相关解剖 ··· 13

第一节　透明质酸注射相关面部脂肪室的解剖 ·································· 13
一、浅层脂肪室 ·· 14
二、深层脂肪室 ·· 15

第二节　透明质酸注射相关面部软组织间隙的解剖 ·························· 18
一、下睑眶隔前间隙 ··· 18
二、颧前间隙 ··· 18
三、上颌前间隙 ·· 20
四、咬肌前间隙 ·· 20
五、梨状孔周边间隙（Ristow间隙） ·· 21
六、颞间隙、额间隙、眶周间隙 ·· 22

第三节　透明质酸注射相关面部韧带及韧带性结构的解剖 ················· 23
一、颞上隔 ··· 24

二、颞下隔 ··· 24

三、眼轮匝肌支持韧带 ··· 24

四、颧韧带 ··· 25

五、上颌韧带 ·· 25

六、下颌韧带 ·· 25

七、下颌间隔 ·· 25

八、颈阔肌耳筋膜（颈阔肌耳韧带）·························· 25

九、咬肌皮肤韧带（SMAS- 颧颊部韧带）················· 25

十、腮腺咬肌皮肤间隔 ·· 26

第四节　透明质酸注射相关面部血管的解剖 ··············· 26

一、眼动脉 ··· 26

二、面动脉 ··· 27

三、颞浅动脉 ·· 28

第三章　面部美学评估 ·· 30

一、面部美学评估基本原则 ·· 30

二、光影变化和视觉误差 ··· 31

面部各分区美学评估教学视频 ◎ ····················· 32

第四章　面部透明质酸注射总原则 ···························· 33

第一节　面部透明质酸注射顺序 ······························ 33

第二节　面部透明质酸注射目标 ······························ 35

第三节　面部透明质酸注射方式和方法 ····················· 37

第五章　透明质酸注射面部分区 ······························ 40

第六章　上面部透明质酸注射 ·································· 42

第一节　额部透明质酸注射 ···································· 45

一、相关实体解剖 ··· 45

二、额部各分区注射具体方法及注意事项 ···················· 47

三、额部注射典型案例 ·· 48

第二节　眉弓透明质酸注射 ···································· 51

一、相关实体解剖 ··· 51

　　　　二、眉弓各分区注射具体方法及注意事项·······························52

　　　　三、眉弓注射典型案例···54

　　第三节　颞部透明质酸注射··56

　　　　一、相关实体解剖···56

　　　　二、颞部各分区注射具体方法及注意事项·······························60

　　　　三、颞部注射典型案例···62

　　　　　　上面部注射教学视频 ◉···64

第七章　中面部透明质酸注射··65

　　第一节　后面颊区域透明质酸注射···72

　　　　一、相关实体解剖···72

　　　　二、后面颊各分区（MF2区）注射具体方法及注意事项···········73

　　　　三、后面颊注射典型案例···75

　　第二节　前面颊区域透明质酸注射···77

　　　　一、相关实体解剖···77

　　　　二、前面颊各分区（MF1区）注射具体方法及注意事项···········81

　　　　三、前面颊注射典型案例···84

　　第三节　眼周区域透明质酸注射··87

　　　　一、相关实体解剖···87

　　　　二、眼周区域注射具体方法及注意事项·······························87

　　　　三、眼周区注射典型案例···91

　　　　　　中面部注射教学视频 ◉···93

第八章　鼻部透明质酸注射··94

　　　　一、相关实体解剖···95

　　　　二、鼻部注射具体方法及注意事项·······································97

　　　　三、鼻部注射典型案例···100

　　　　　　鼻部注射教学视频 ◉···102

第九章　下面部透明质酸注射···103

　　第一节　咬肌覆盖的下颌转角区域及颏部透明质酸注射···················105

　　　　一、相关实体解剖···105

　　　　二、咬肌覆盖的下颌转角区域注射具体方法及注意事项···········106

三、颏部注射具体方法及注意事项 ……………………………… 107

四、咬肌覆盖的下颌转角区域及颏部注射典型案例 ……………… 108

第二节 唇部透明质酸注射 …………………………………………… 110

一、相关实体解剖 ………………………………………………… 110

二、唇部注射具体方法及注意事项 ……………………………… 111

三、唇部注射典型案例 …………………………………………… 114

下面部注射教学视频 ◉ ………………………………… 116

第二部分　肉毒毒素面部除皱术

………………………… 117

第十章　肉毒毒素概述和作用原理 …………………………………… 118

第十一章　肉毒毒素面部注射除皱相关解剖 ……………………… 120

第十二章　肉毒毒素面部年轻化的总目标和总原则 ……………… 123

第十三章　肉毒毒素面部注射除皱的主要影响因素和考量 ……… 124

一、剂量对肉毒毒素面部年轻化的影响 ………………………… 124

二、注射点位对肉毒毒素面部年轻化的影响 …………………… 124

三、浓度对肉毒毒素面部年轻化的影响 ………………………… 125

四、注射层次对肉毒毒素面部年轻化的影响 …………………… 125

五、肌肉力量对肉毒毒素面部年轻化的影响 …………………… 128

六、协同肌和拮抗肌对肉毒毒素面部年轻化的影响 …………… 128

肉毒毒素注射评估教学视频 ◉ ………………………… 129

第十四章　常见的肉毒毒素面部年轻化 …………………………… 130

第一节　额纹 …………………………………………………… 130

一、相关肌肉解剖 ………………………………………………… 130

二、分型 …………………………………………………………… 131

三、注射技术及考量 ……………………………………………… 131

四、典型案例 ……………………………………………………… 132

五、其他考量和精要 ……………………………………………… 133

额纹注射教学视频 ◉ …………………………………… 133

第二节　眼周皱纹 ·· 134

一、相关肌肉解剖 ··· 134

二、分型 ·· 135

三、注射技术及考量 ··· 136

四、典型案例 ·· 138

五、其他考量和精要 ··· 139

眼周皱纹注射教学视频 ◉ ·· 140

第三节　眉间纹 ·· 140

一、相关肌肉解剖 ··· 140

二、分型 ·· 141

三、注射技术及考量 ··· 142

四、典型案例 ·· 143

五、其他考量和精要 ··· 144

眉间纹注射教学视频 ◉ ··· 145

第四节　鼻背纹 ·· 146

一、相关肌肉解剖 ··· 146

二、分型 ·· 147

三、注射技术及考量 ··· 147

四、典型案例 ·· 148

五、其他考量和精要 ··· 148

鼻背纹注射教学视频 ◉ ··· 148

第五节　露龈笑（鼻唇沟）·· 148

一、相关肌肉解剖 ··· 148

二、分型 ·· 150

三、注射技术及考量 ··· 151

四、典型案例 ·· 152

五、其他考量和精要 ··· 152

露龈笑注射教学视频 ◉ ··· 153

第六节　颏纹 ··· 154

一、相关肌肉解剖 ··· 154

二、分型 ·· 154

三、注射技术及考量 ··· 155

四、典型案例 ·· 155

　　　　五、其他考量和精要 ·· 156

　　　　　　额纹注射教学视频 ◉ ·· 156

第七节　木偶纹（提升口角）·· 157

　　　　一、相关肌肉解剖 ·· 157

　　　　二、分型 ·· 157

　　　　三、注射技术及考量 ··· 158

　　　　四、典型案例 ·· 159

　　　　五、其他考量和精要 ··· 159

　　　　　　木偶纹注射教学视频 ◉ ····································· 159

第八节　下面部提升 ·· 160

　　　　一、相关肌肉解剖 ·· 160

　　　　二、分型 ·· 161

　　　　三、注射技术及考量 ··· 161

　　　　四、典型案例 ·· 162

　　　　五、其他考量和精要 ··· 162

　　　　　　下面部提升注射教学视频 ◉ ································· 162

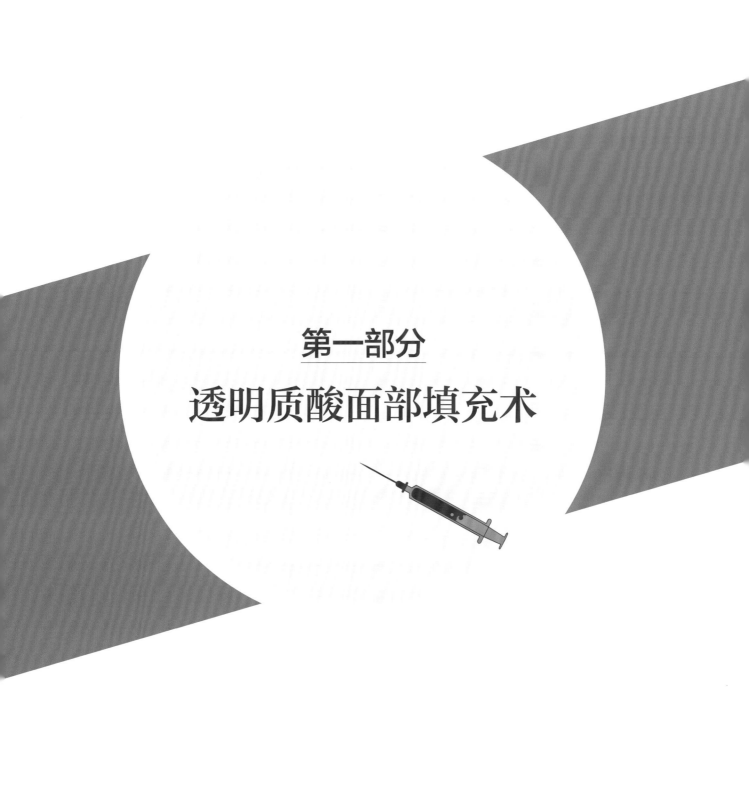

第一部分

透明质酸面部填充术

第一章

透明质酸基础知识

透明质酸（hyaluronic acid, HA）是由 N- 乙酰葡萄糖胺和葡萄糖醛酸通过 β-1,4 和 β-1,3 糖苷键反复交替连接而成的一种直链酸性黏多糖。分子中的两种单糖即 β-D- 葡萄糖醛酸（glucuronic acid）和 N- 乙酰氨基 -D- 葡萄糖胺（N-acetyl glucosamine）按 1∶1 的摩尔比组成，其分子量在数百万级。在生理条件下，透明质酸分子中糖醛酸的羧基充分解离，当与钠离子结合后，形成的整合物为透明质酸钠（sodium hyaluronate, SHA），这也是医用产品的常规形式。关于该物质的命名，全国科学技术名词审定委员会公布的《生物化学名词》中将其称为"透明质酸钠"，2020 年版《中国药典》和国家药品标准中将其称为"透明质酸钠"，因此许多教科书和文献资料大多采用"透明质酸钠"。我国药品监督管理局在该产品监管中，依据其用途而分别将其归类在药品和医疗器械中双向管理。当然，在医学美容领域也有俗称"透明质酸"。

20 世纪 50 年代，科学家们对透明质酸钠的结构测定做了大量的工作，发现透明质酸钠的一级结构为一条没有分支的长链状曲线。这一长链是由 200 ~ 12 000 个双糖单位通过 β-1,4 糖苷键结合在一起，而双糖单位是由 N- 乙酰葡萄糖胺和葡萄糖醛酸通过 β-1,3 糖苷键结合而成。70 年代后，人们又发现了透明质酸钠分子的二级螺旋结构和三级网状结构。透明质酸钠稀溶液的光散射研究表明，其在水溶液中呈单螺旋态，分子因溶液 pH 值及离子种类的不同而以数种对称体存在，如二折体（分子链每 1 扭含 2 个双糖单位）、三折体或四折体等。在对透明质酸钠二级结构的研究过程中发现，透明质酸钠分子间相互作用形成双螺旋结构，当浓度增大到一定程度时则形成网状结构。Scott 在旋转阴影电子显微镜下观察到透明质酸钠分子相互聚集，构成不规则的蜂巢状结构，从而推断并用计算机模拟了透明质酸钠三级结构。

研究还发现，随着透明质酸钠分子量的不同，网状结构也有所不同。低分子透明质酸钠的稀溶液仅仅形成碎片状的网状结构，而高分子透明质酸钠则形成整体的网状结构。低分子透明质酸钠的加入会大大改变高分子透明质酸钠的流变学性质，出现所谓的聚集-断裂效应（aggregation-breaking effect）。

透明质酸钠主要存在于人体的肾、肝、脾、关节腔、玻璃体、脐带等器官和房水、血浆等体液中。透明质酸钠在各组织或器官中的浓度或含量相对比较稳定，若某一组织或器官中透明质酸钠的含量或浓度出现极为明显的变化，则说明该组织或器官存在某种病变。

透明质酸钠在人体各组织或器官中的浓度如表 1-1 所示。透明质酸钠在结缔组织中的含量最高，在血浆中的浓度最低。

表 1-1　透明质酸钠在人体各组织或器官中的浓度

组织或器官	浓度（mg/L）
脐带	4100
关节滑液	1400 ~ 3600
皮肤	200
玻璃体	140 ~ 338
羊水（16 周）	21.4 ± 8.8
胸淋巴	8.5 ~ 18
房水	0.3 ~ 2.2
羊水（分娩前）	1.1 ± 0.5
尿	0.1 ~ 0.5
唾液	0.46
脑室液	0.053
血浆	0.03 ~ 0.18
脑脊髓液	0.02 ~ 0.32

基于本书的内容重点，本章就透明质酸理化性质与生物学功能、限于医学美容应用产品的制造与技术要求，以及产品形式与审批做如下简述。

第一节　理化性质与生物学功能

一、物理性质

透明质酸是由葡萄糖醛酸和 N- 乙酰葡萄胺双糖单位反复交替连接而成的一种均聚物。透明质酸钠为透明质酸的钠盐形式，它的分子式为（$C_{14}H_2ONO_{11}Na$）n，分子量为 401.3 道尔顿。透明质酸钠分子的物理性质与其三级结构有着直接关系，在低浓度的透明质酸钠水溶液中，透明质酸钠分子形成一个充分自然卷曲的"线团"。随着透明质酸钠浓度的提高，分子与分子间发生重叠，也就促进了透明质酸钠分子与分子间非共价键之间内作用的产生。其物理性质包括：光谱学性质、黏弹性、假塑性、水合作用、依数性、润滑作用、稳定结构的作用、扩散。

1. 光谱学性质　我们采用 ALPSH 型傅里叶变换红外（FTIR）光谱仪（美国 Bruker 公司）测出透明质酸钠的 FTIR 光谱来表征透明质酸钠的一级结构，透明质酸钠对照品为 Sigma 公司生产。供试品与对照品光谱全谱谱形如图 1-1 所示，可对透明质酸钠作定性鉴别和物相分析，并能对透明质酸钠特征峰进行归属。

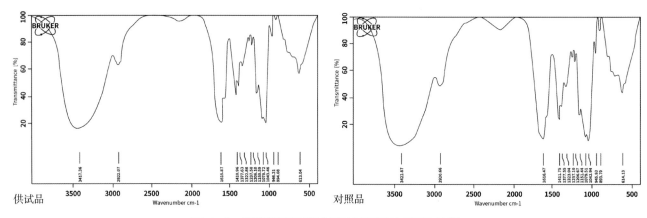

图 1-1　透明质酸钠供试品及对照品的 FTIR 光谱

通过对透明质酸钠的 CD 分析表明，透明质酸钠具有有序结构，并可推断透明质酸钠在水溶液（0.1 mg/ml）中主要的二级结构为 β- 折叠。

2. 黏弹性　透明质酸钠分子在溶液中具有网状结构，使其具有溶液的黏性和凝胶的弹性这一双重特性，被称为黏弹性。当透明质酸钠溶液所受外界剪切力不足以打破透明质酸钠分子与分子间的内作用力时，溶液中的透明质酸钠分子间仅发生滑动，分子间作用力可随即恢复，此时透明质酸钠溶液表现为黏性。当随着外界剪切频率的提高，透明质酸钠分子间的内作用力破坏后，分子没有足够的时间解开彼此间的缠绕，此时透明质酸钠溶液表现为弹性。Balazs 提出以处于一定剪切速率下的透明质酸钠溶液黏性和弹性各占的百分比来评价透明质酸钠的黏弹性。

3. 假塑性　在透明质酸钠溶液中，随着透明质酸钠溶液的流速增加，透明质酸钠分子在流线中变形和拉长，并占据较小的空间，使溶液的阻力减小。因此随着剪切速率的提高，溶液的黏度降低，表现为假塑性。在高剪切速率的情况下，透明质酸钠溶液的黏度取决于浓度（分子间的空间大小），与透明质酸钠分子量无关。当剪切速率达到一定值时，相同浓度、不同分子量的透明质酸钠溶液会有相同的黏度；在任一剪切速率的情况下，相同分子量的透明质酸钠溶液的黏度与浓度呈正相关性。

4. 水合作用　透明质酸钠是一个高分子量的线性多糖，在水溶液中随机扩展呈线圈状，可以任意卷曲、伸缩，因此在极低的浓度时认为是溶质与溶质的相互作用。透明质酸钠的每个分子均能够完全自由地伸展，并在组织中占据最大体积。透明质酸钠分子能够最大程度地结合溶液中的水分，并且透明质酸钠分子在溶液中伸展的程度越大，水合量也越大，即在溶液中占有的体积也就越大（图 1-2）。单个透明质酸钠分子的水合能力为（$2 \sim 6$）$\times 10^3$ ml/g，即每个透

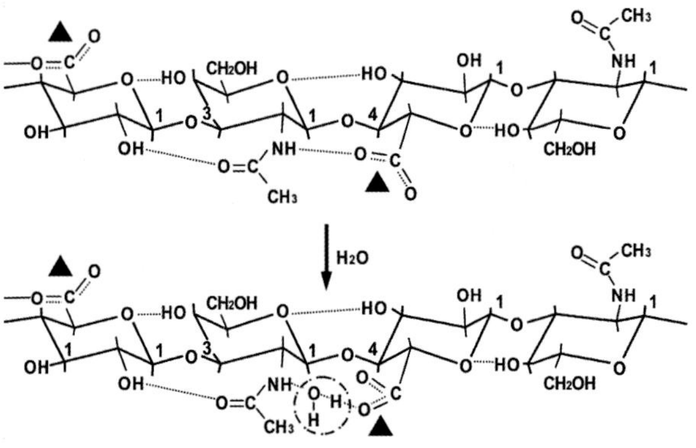

图 1-2　透明质酸钠分子的水合作用示意图

明质酸钠分子可以结合至少自身质量 1000 倍的水分。

5. **依数性** 透明质酸钠溶液的依数性（如冰点、渗透压等）与透明质酸钠分子内和分子间氢键及疏水区域的相互作用有关。无机离子的种类对这种分子内和分子间的作用也有影响。光散射和聚丙烯酰胺凝胶电泳的实验证明，在水溶液中含氯化钠时，透明质酸钠分子间存在缔合反应，而含氯化钾时，这种缔合反应则不存在。这可能是由于分子链间的缔合有无机离子桥的存在。另外，不同盐溶液对水分子结构的不同影响也导致了上述缔合的稳定程度不同。

6. **润滑作用** 透明质酸钠溶液具有的卓越流变学特性使其具有润滑关节和组织的作用。关节滑液和 1%~2% 的透明质酸钠溶液显示出相似的黏弹性作用，透明质酸钠溶液中其分子高度水合，黏度随浓度呈指数上升。当透明质酸钠的分子链缠绕在一起时，链之间发生相互作用，形成"螺旋线圈"，具有一定的机械强度。溶液的黏度明显依赖于剪切力，同一浓度的溶液在高、低剪切力下，黏度可差数千倍。这些特性对于润滑作用是极为理想的，现已证实透明质酸钠能够分离绝大多数组织的表面，润滑其相互接触面，是关节、骨骼肌纤维之间滑动的润滑剂。

7. **稳定结构的作用** 透明质酸钠在韧带和其他一些组织中扮演着结构物质的角色。在韧带中，蛋白多糖特异性地结合在透明质酸钠分子链上，这种结构就是通常俗称的结合蛋白。该聚合体的分子量可达到 108 千道尔顿，它沉积于胶原蛋白形成的网状结构中。如果韧带中缺乏这种蛋白多糖的内作用力，就无法保持韧带结构的稳定性。

透明质酸钠亦可进入软骨表层与蛋白多糖结合。一个透明质酸钠分子可与很多蛋白多糖分子结合，形成关节软骨特有的大分子，即聚合物。聚合物充填于受损的胶原网中，有助于将蛋白聚糖锚固在基质中，因蛋白聚糖含大量阴离子，使得软骨基质与周围组织相比存在着渗透压的不平衡，促使周围水分向软骨基质聚集，从而保持了软骨基质的水合状态，使组织恢复弹性，并起到稳定结构的作用（图 1-3）。

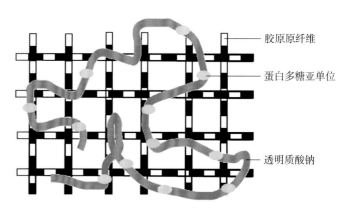

胶原原纤维

蛋白多糖亚单位

透明质酸钠

图 1-3 透明质酸钠结合蛋白多糖示意图

8. **扩散** 在 20 世纪 90 年代末，Hardingham 及其同事利用共聚焦-光脱色荧光恢复技术，并以异硫氰酸荧光素标记透明质酸钠，研究透明质酸钠在溶液中的横向平移扩散现象。其研究结论是：

（1）透明质酸钠作为一种可溶入良性溶剂（如水）的聚合物，在该溶剂中与其他聚合物区分开来。除交织外，在高浓度中没有发现分子间相互作用的证据。

（2）透明质酸钠的扩散行为在 pH 4~8 内变化较小；然而，由于在强碱性溶液（pH 12~14）中流体力学域出现崩溃，即在高 pH 值下，无论多黏稠的透明质酸钠，其黏稠度也会降低，降低 pH 效果则相反。碱的影响可能造成对透明质酸钠羟基电离。

（3）依赖温度的透明质酸钠自扩散研究表明，扩散系数的平稳微小变化随着水的温度变化而变化。

（4）透明质酸钠分子发生自缔合后，通过链与链相互作用将减少扩散，然而结合短寡糖不会影响扩散速度。在这种情况下，寡糖影响链与链的相互作用，但对透明质酸钠自扩散没有影响。

二、化学性质

因透明质酸属于多糖，所以其具有糖的一些化学反应。糖的反应主要有羟基的酰化、醚化及成苷反应，功能基的氧化、还原及卤化反应，酯化与成盐反应等，现简述如下：

1. **酰化反应**　酰化反应是指在有机物分子中的氧、氮、碳、硫等原子上引入酰基的反应，而酰基是指无机或有机含氧酸除去羟基后所余下的原子团。酰化反应的作用包括：①改变化合物的性质；②提高 NH_2 在化学反应中的稳定性，以满足合成工艺的需要，即暂时保护性酰化。

2. **醚化反应**　醚化反应是指醇或酚类用脱水剂或烷化剂使之成为含醚键化合物的反应。例如苯酚和硫酸二甲酯反应可制得茴香醚 $C_6H_5OH+（CH_3）_2SO_4 \xrightarrow{NaOH} C_6H_5OCH_3+NaCH_3SO_4+H_2O$。常用的酚类醚化反应：$ArOM+RX \rightarrow ArOR+MX$，$ArOM$ 表示酚的金属盐，RX 表示卤代烷，药物分子的羟基经醚化后往往脂溶性增加而出现新的作用。

3. **成苷反应**　成苷反应是指糖分子中的活泼半缩醛羟基与其他含羟基的化合物（如醇、酚）或含氮杂环化合物作用，失水而生成缩醛的反应。产物称为配糖物，简称为"苷"，其结构包括糖基及非糖部分，糖供体及糖受体之间为苷键。

4. **氧化反应**　近几十年来，糖氧化的主要进展是有关化学选择性试剂用于氧化糖中不同的羟基。其主要氧化剂有二甲亚砜、四氧化钌等，可将醇氧化为醛、醛酮或羧酸。

5. **还原反应**　多年来，化学家限于用催化氢化及溶解金属进行糖的还原。随着硼氢化钠及氢化铝锂的发现，糖的许多还原变得更容易，而用硼氢化钠更安全些。

6. **卤化反应**　透明质酸分子上的一个或更多羟基可被卤原子置换，其中，端基中心带卤原子的卤代糖是合成苷及寡糖的重要原料，用于 Koenigs-Knorr 反应。其他位置羟基被卤素置换的碘代、溴代及氯代去氧糖衍生物广泛用于取代及消除反应，碘最容易被置换，依次为溴和氯。氟代去氧糖用于上述反应太稳定，但常用作研究糖-蛋白质相互作用的探针。羟基置换反应、环氧化物开环、不饱和衍生物加成反应、游离基卤化及用 N- 溴代丁二酰胺氧化裂解苯亚甲基缩醛都曾用于将卤素引至糖上。

7. **酯化反应**　将透明质酸羧基进行酯化可提高透明质酸钠的稳定性，抵抗透明质酸酶的作用，而又不影响其原有的许多性质如黏弹性、生物相容性及生物降解性。透明质酸分子中的羧基一部分与药物的羟基酯化，另一部分与不具有生物活性的醇酯化，可以同时达到提高稳定性和缓释的目的。透明质酸羧基还可与两种或两种以上的具有不同药理活性的物质酯化以缓释药物，或同时与惰性醇进行酯化，也可与金属离子成盐以兼顾产品的稳定性和溶解度。

8. **成盐反应**　透明质酸可形成多种盐。在生理条件下与钠离子形成的水溶性透明质酸钠在制剂中最为常用。有的盐具有特殊的药理作用，如透明质酸金有较明显的抗炎活性，透明质酸锌可促进创口愈合等。透明质酸大分子聚阴离子与阳离子表面活性剂如氯化十六烷基吡啶等可发生沉淀反应，此类反应常用于提取制备透明质酸钠时的分离操作。

三、生物学功能

透明质酸钠作为普遍存在于结缔组织中的大分子糖胺聚糖，是构成细胞外基质（extracellular matrix，ECM）和胞间基质（intercellular matrix，ICM）的主要成分；并且能与细胞膜上的特异性受体或透明质酸钠合成酶结合，构成细胞周分子笼蔽（pericellular molecularcage，PMC）。由于透明质酸钠具有调节细胞功能、灭活自由基等生理活性，故在形态发生、血管生成、伤口愈合、疼痛控制和炎症反应中具有重要的作用。

1. 对细胞的作用

（1）细胞保护作用：实验证实，黏弹性的透明质酸钠能够保护细胞免受氧化作用的损害。研究显示透明质酸钠能够抑制由多核白细胞产生的一类氧自由基（超氧自由基、羟基自由基等）的破坏作用。透明质酸钠溶液所具有的保护作用与其黏弹性相关，将透明质酸钠溶液进行稀释将导致抑制作用的降低。此外，众多体内和体外实验研究证实滑液和软骨中的透明质酸钠溶液对细胞也具有保护作用。

（2）细胞增殖作用：实验中通过测定 ^{3}H 标记的胸腺嘧啶核苷来确定细胞的增殖情况。结果显示，只有平均分子量为 $(2 \sim 3) \times 10^6$ 且浓度高于 0.1 mg/L 的透明质酸钠溶液才具有抑制细胞增殖的现象。低分子量的透明质酸钠溶液则表现为能够刺激细胞的增殖，尤其是含量在 0.0001 ~ 0.01 mg/L 的溶液刺激作用更为明显。

（3）细胞分化作用：透明质酸钠溶液能够有效地保护细胞免受细胞融合和随后的分化作用，并且不抑制细胞的正常复制过程。其作用已经由培养于透明质酸钠基质上的鸡成肌细胞模型所证实。同时，若在实验中将细胞的培养基质换为非透明质酸钠基质时，则上述保护作用消失。

2. 隔离细胞和润滑胶原蛋白的作用　透明质酸钠可以起到隔离细胞和润滑胶原蛋白的作用，有利于将紧密结合的细胞分开，便于细胞游走到需要增生的部位（如受伤部位）。透明质酸钠主要见于快速增生、重建和修复的组织之中。细胞表面结合的透明质酸钠可直接将外界生长的信号传递到细胞内，直接促进组织的增生、重建与修复，促进细胞外基质的功能恢复，使皮肤弹性、饱满度得以恢复。

3. 与透明质酸钠结合蛋白的作用及产生的生理功能　体内存在多种可与透明质酸钠特异性结合的蛋白质，主要分布在基质和细胞膜上，人们将这些蛋白质统称为透明质酸钠结合蛋白。目前，研究较为明确的细胞膜透明质酸钠受体主要有两类，即 CD44 和透明质酸钠介导受体。CD44 在不同细胞的表现形式可不同，具有众多的异构体。透明质酸钠介导受体是在成纤维细胞表面发现的，透明质酸钠介导的细胞移动就是通过该受体产生的。透明质酸钠与细胞具有双向作用机制。透明质酸钠的分子量决定其与细胞的作用强度，而细胞通过调节自身的受体密度来调整与透明质酸钠的亲和力，改变其作用强度。

4. 对血管生成的作用　无血管的组织如软骨、玻璃体等均含有高分子量、高浓度透明质酸钠，提示透明质酸钠具有血管生成抑制作用。皮下注射高分子量、高浓度透明质酸钠溶液可抑制血管生成。创伤愈合过程中，当局部透明质酸钠含量明显升高，透明质酸钠的分子量和浓度明显降低时，血管开始生成。婴幼儿由于皮肤中透明质酸钠的分子量及含量均较高而出现再生性愈合（无瘢痕修复）；而成人则出现纤维性愈合（瘢痕组织），新生组织含大量的纤维组织和毛细血管。透明质酸钠的分子量是决定其血管生成活性的主要因素。高分子量透明质酸钠具有抑制血管生成的作用，而低分子量透明质酸钠具有血管生成活性。

5. 对创伤愈合的作用　透明质酸钠在皮肤伤口愈合过程中也起着重要的作用，组织发生损伤后，局部透明质酸钠含量立刻明显升高。机体处于代谢稳定状态时，血液中的透明质酸钠作为骨架与纤维蛋白结合形成纤维网架。透明质酸钠对创伤愈合的作用包括：①透明质酸钠与血纤维蛋白结合形成复合物，在伤口愈合过程中发挥构造功能；②透明质酸钠与血纤维蛋白构成疏松的基质，利于细胞向基质内的浸润和转移；③透明质酸钠促进粒细胞的吞噬活性，调节炎症反应；④局部降解生成的低分子量透明质酸钠，促进血管生成。

6. 渗透压调节和分子排阻作用　透明质酸钠的亲水作用赋予组织一定的渗透压，对维持组织的正常状态具有重要作用。透明质酸钠的网状结构还发挥滤器和分子筛作用，调节大分子物质的扩散和转运，如在结缔组织内，调节细胞功能和血管内外物质的转运，阻止有害物的入侵，引导一些分泌产物如胶原纤维的定位沉积等。

第二节　产品制造与技术要求

用于医学美容的产品都是由纯天然透明质酸借交联剂交联而成，下面简述交联反应的类型。

一、产品制造的交联反应

1. 概念　交联反应一般指高分子链之间形成新的键，使之成为网状结构高分子的反应。交联分为化学交联、光交联及辐照交联。

2. 交联透明质酸的制备原理　交联透明质酸的制备原理是使用一种或多种组合的化学交联剂，利用交联剂自身存在的相关官能团使透明质酸分子发生化学反应，从而使透明质酸分子之间交联在一起。通过交联反应使透明质酸分子延长、增大或降低其溶解性能，从而提高机械强度和抵御机体的降解作用。

3. 透明质酸交联反应的类型　透明质酸交联反应的分类方式有两种。第一种分类方式是依据透明质酸分子中参与交联反应的官能团数量来分类的，按照这种分类方法可将透明质酸交联反应分为三类：单交联的透明质酸反应、双重交联的透明质酸反应和多重交联的透明质酸反应。

（1）单交联的透明质酸反应：是指在交联反应过程中仅利用其分子上的一种官能团交联到另一个透明质酸分子上，从而获得一类透明质酸单交联衍生物。

（2）双重交联的透明质酸反应：是指在交联反应过程中利用分子上存在的两种不同类型的官能团交联到另一个透明质酸分子上，从而获得一类透明质酸双重交联衍生物。

（3）多重交联的透明质酸反应：是指在交联反应过程中利用分子上所存在的多种不同类型的官能团交联到另一个透明质酸分子上，继而获得一类透明质酸多重交联衍生物。

第二种分类方式是依据透明质酸分子中参与交联反应的官能团的类别来进行分类，按照该种分类方式可将交联反应分为：醚键反应、酯键反应、酰胺键反应、胺键反应、亚胺键反应和砜键反应等。

4. 交联工艺的重点　从交联反应的原理可知，交联工艺的重点是交联剂的选择和交联反应的控制。

（1）交联剂的选择：在交联反应中，透明质酸分子参与交联的官能团有羟基、羧基或经处理后形成的其他化学活性基团。根据所需目标产物和交联反应环境条件的不同，可选择和确定所需使用的交联剂，如表 1-2 所示。

表 1-2　目标产物、反应条件与交联剂的选择

序号	目标产物	反应条件	交联剂
1	醚类物质	—	甲醛、戊二醛、二乙烯基砜
2	醚类	碱性	含有疏水性烃链段的交联剂，如双和多环氧化物
3	酯类	—	多元醇、碳化二亚胺、聚酐和羧酰氯
4	酯类	酸性	双和多环氧化物
5	存在酰胺键	—	碳化二亚胺、羧酸酐和羧酰氯（主要是针对脱乙酰的透明质酸钠）和二异氰酸酯
6	存在胺键	有还原剂存在时，经脱乙酰化处理的透明质酸	戊二醛
7	存在亚氨基键（又称席夫碱键）	经脱乙酰化处理的透明质酸	戊二醛

（2）交联反应的控制：透明质酸交联反应后可形成不溶性的透明质酸凝胶或膜，因其交联度的不同，在体内的保留时间也不同，在药剂学中将其作为缓释制剂的载体，在临床上用于术后防粘连等。交联度可通过调整交联剂的加量和反应时间来控制。

1）交联反应时间的控制：一般而言，透明质酸与交联剂的反应为一种快速反应，依据所需要的目标产物的交联程度，通过有效控制交联剂与透明质酸钠分子的接触时间（即反应时间），来达到控制交联反应程度的目的。

2）确定交联剂的加量：交联剂加量的多少将直接影响最终产物的交联程度，这里所指的交联剂加量实质上是指交联剂与透明质酸分子之间的加量比。若交联剂与透明质酸的比值为 1 或大于 1 时，这表明交联剂的加量与透明质酸是等量或过量的，则透明质酸分子上的官能团能够在充足的交联剂的作用下相互之间发生交联反应，从而获得一种完全交联的最终产物；若交联剂与透明质酸的比值小于 1 时，这表明交联剂的供应量不足以使全部的透明质酸分子发生交联反应，即交联剂与透明质酸钠的比值越小，交联反应后获得交联产物的交联程度就越小。

此外，在交联反应过程中还有一些其他因素也能影响交联反应程度，如反应过程中的 pH 值、温度以及反应所使用的各类有机溶剂等。因为对于特定的交联反应而言，只有保持一定温度、酸碱度和溶剂才能获得期望的目标产物。

二、产品的技术要求

2019 年 12 月 29 日至 30 日，由中国食药品检定院主持在杭州召开了"整形手术用交联透明质酸钠凝胶"行业标准修订项目研讨会。经过研讨，与会者对照 2014 年的行业标准做了大量修改并达成一致意见。现引用如下供读者参考，但需注意最终以国家公布的标准为准（表 1-3）。

表 1-3　整形手术用交联透明质酸钠凝胶技术要求

序号	技术要求	内容
1	外观	应无色、透明，无任何肉眼可见的异物
2	有效使用量	所测得值应在标示装量的 90%～120%
3	粒径分布（如适用）	粒径分布 D50、D90 应在标称数值范围内 注：D50 是一个样品的累计粒度分布百分数达到 50% 时所对应的粒径。它的物理意义是粒径大于它的颗粒占 50%，小于它的颗粒也占 50%。D50 也叫中位径或中值粒径，常用来表示粉体的平均粒度。 D90 是一个样品的累计粒度分布百分数达到 90% 时所对应的粒径。它的物理意义是粒径小于它的颗粒占 90%。D90 常用来表示粉体粗端的粒度指标。
4	推挤力	最大推挤力、最小推挤力和平均推挤力均应在标称数值范围内
5	红外鉴别	应符合制造商规定的红外图谱特征峰
6	溶胀度	应在标称范围内。如不适用，用其他适宜方法表征交联程度
7	渗透压	渗透压摩尔浓度应为 200～400 mOsmol/kg
8	pH 值	应在 6.0～7.6 范围内
9	含量	透明质酸钠含量应为标示值的 90%～120%
10	蛋白质	交联透明质酸钠凝胶蛋白质含量应不大于 20 µg/g
11	重金属总量	重金属总量（以 Pb^{2+} 计）应不大于 5 µg/g
12	交联剂残留量	交联剂残留量应包括透明质酸钠颗粒内的交联剂残留量。1,4- 丁二醇二缩水甘油基醚（1,4-butanediol diglycidyl ether，简称 BDDE）交联剂残留量应不大于 2.0 µg/g。若使用其他交联剂，需提供限量要求和检验方法
13	游离透明质酸钠含量	游离透明质酸钠含量应在标称数值范围内
14	其他添加剂	如在生产过程中加入了其他添加剂，应提供其限量要求及检验方法
15	无菌	应无菌
16	细菌内毒素	应小于 0.5 EU/ml
17	溶血性链球菌溶血素	应无溶血环
18	生物学评价	应按照 GB/T 16886.1 的要求进行生物学评价
19	降解性能	交联透明质酸钠的降解是指在体内降解至局部显微镜下组织学观察材料消失，不包括材料在植入局部以外的进一步代谢过程。如果产品的降解时间过长，可以用其他适当的方法进行降解试验

三、产品形式与审批

交联透明质酸钠凝胶用于医学美容领域是最安全且效果很好的一类皮肤填充剂，近十年来呈暴发性增长的态势。我国于 2009 年批准进口产品"瑞蓝"的同时，国内爱美客技术发展股份有限公司生产的首个国产非交联型透明质酸产品"逸美"也获批上市。截至 2018 年底，已有 16 家国内外企业生产的 28 款透明质酸钠基的皮肤填充产品获批上市（图 1-4）。到 2020 年一季度，已有近 20 家企业的 30 多款产品获批上市。

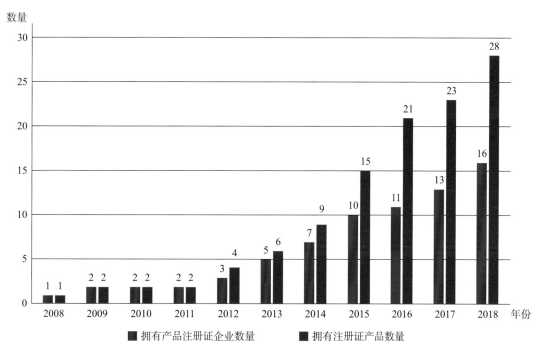

图 1-4　2008—2018 年国家药品监督管理局批准注射透明质酸产品情况

截至 2018 年底，我国由国家药品监督管理局批准上市的已有 16 家公司的 28 款透明质酸钠基的皮肤填充产品

国家药品监督管理局十分重视医学美容产品的研发且严格审查，特下达了以下 2 个针对性指导原则。企业生产该类产品时应该严格遵循并认真执行。

1. 透明质酸钠类面部注射填充材料注册技术审查指导原则　该指导原则所涉及的透明质酸钠类面部注射填充材料是指用于面部组织注射填充以纠正皱纹的产品（具体产品的适用范围根据各自性能特点及临床数据进行确定）。该类产品的主要组成是经化学交联或未经化学交联的透明质酸钠与水形成的均一相凝胶或凝胶微粒混悬液，可能添加起辅助作用的药物成分，或者由不可吸收材料制成的微粒。

2. 透明质酸钠类面部注射填充材料临床试验指导原则　本指导原则适用于以透明质酸钠为主要原材料（通常需要进行化学交联）制成的、最终可被人体完全吸收的面部注射填充材料。其他成分或具有特殊设计（如添加不可降解成分等）的面部注射填充材料需参考本指导原则适用的部分，并结合产品自身特点另行设计其临床试验。在本指导原则中，临床试验的设计是以目标适用范围为纠正鼻唇沟皱纹的产品作为范例进行的。对于申报其他目标适用范围的产品，临床试验需单独设计，适用的部分需遵循本指导原则。本指导原则适用于为产品申报注册而按照相关法规要求开展的完整的上市前临床试验。若申请人以境外上市时提交给境外医疗器械主管部门的临床试验资料申报注册，则相关境外临床试验原则上不应低于本指导原则的要求，并且需考虑受试人群与境内人群的人种差异对产品临床使用安全有效性的影响。

3.**整形手术用交联透明质酸钠凝胶行业标准**　国家药品监督管理局于2014年6月17日发布了《整形手术用交联透明质酸钠凝胶》行业标准，2015年7月1日起实施。该标准规定了整形手术用交联透明质酸钠凝胶的要求、检验方法、检验规则、标志、包装和由制造者提供的信息。本标准适用于整形手术用交联透明质酸钠凝胶，适用范围为面部皮肤真皮层的填充。目前该行业标准的修改稿（征求意见稿）已经发布，最新版本的行业标准正式版将于不久问世。

参考文献

[1] 顾其胜，严凯. 透明质酸与临床医学. 上海：第二军医大学出版社，2003.
[2] 顾其胜，刘华，马贤鹏，等. 透明质酸钠生产与临床应用. 上海：上海科学技术出版社，2012.

第二章

面部透明质酸注射相关解剖

第一节　透明质酸注射相关面部脂肪室的解剖

注：由于不同的学者对面部浅层和深层脂肪室的命名和范围有不同的看法，本章节仅阐述对面部脂肪室研究较为深入的 Rohrich 教授的观点，其他学者的观点可参考其他章节关于面部脂肪室的阐述。

在面部不同区域，脂肪组织分布的数量和厚度有着较大差异。以往对于面部皮下脂肪的解剖学研究主要对肉眼观察到的皮下脂肪的数量和厚薄进行描述，将面部皮下脂肪划分为多脂肪区、少脂肪区和无脂肪区。2007 年，Rod J. Rohrich 教授等[1]将染料注入新鲜尸头标本的皮下脂肪层，经过充分的时间扩散以及反复多次的实验研究发现，注入的染料最终总是局限在特定的区域内，呈现出相似的形态；Rohrich 等在不同脂肪室之间取材进行组织学切片观察，发现相邻脂肪室之间确实有隔膜存在并对不同脂肪室进行分隔，首次证实了"面部脂肪室"的存在，即面部脂肪是以特定的、独立的脂肪室形式存在的，不同脂肪室被纤维隔膜彼此分隔为独立的单元。更进一步的研究发现，这些隔膜中存在着一些穿支血管、细小神经等，隔膜对这些神经、血管起着一定的保护作用。

面部脂肪室理论的提出改变了以往人们所认为的面部皮下脂肪是一个连续的整体单元的观点，使我们对面部脂肪的认识及研究进入到一个新的阶段，具有划时代意义。该理论的提出不仅为我们重新认识面部脂肪提供了新的思路，而且对面部解剖学的深入研究、面部老化机制的阐释和年轻化治疗策略的制订均具有重要的指导意义。

笔者做出如下设想来帮助理解面部脂肪室：如果面部皮下脂肪是一个匀质连续的整体单元，在面部任意一处皮下脂肪组织内注入足量的染料，推注染料时的压力不要太大，以免过大的压力冲破脂肪室之间的隔膜屏障，经过足够长时间的充分扩散，整个面部的皮下脂肪将会被染料着色。然而实际情况并非如此。Rohrich 教授发现在不同区域注入的染料最终总是呈现出特定的、相似的形态，经过在不同脂肪室之间取材进行组织学切片观察，发现不同脂肪室之间确实有隔膜存在，并且对不同区域脂肪室进行分隔。

Rohrich 教授指出，面部解剖的一个基本规律是：为了满足面部运动的滑动需求，在大多数面部肌肉的浅层和深层都存在着脂肪组织。按照分布的层次不同，面部脂肪组织被浅表肌肉腱膜系统（superficial musculoaponeurotic system, SMAS）分为浅层和深层脂肪组织。浅层脂肪位于皮肤和 SMAS

浅层之间，深层脂肪则位于 SMAS 深面。浅深两层脂肪组织在形态学和组织学上均存在明显差异。面部老化时，浅层脂肪主要表现为重力作用下的松垂，而深层脂肪主要表现为萎缩引起的容量丢失。鉴于此，我们在做透明质酸注射时，应根据各个深层和浅层脂肪室的衰老特点实施注射治疗。

一、浅层脂肪室

浅层脂肪室位于皮肤和 SMAS 之间，包括额正中脂肪室、额外侧脂肪室、颞-颊外侧脂肪室、眶上脂肪室、眶下脂肪室、眶外侧脂肪室、鼻唇部脂肪室、颊内侧脂肪室、颊中部脂肪室、下颌脂肪室上部、下颌脂肪室下部（图 2-1）。

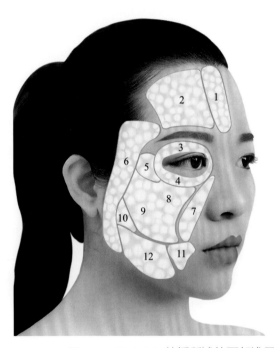

1	额正中脂肪室
2	额外侧脂肪室
3	眶上脂肪室
4	眶下脂肪室
5	眶外侧脂肪室
6	颞－颊外侧脂肪室
7	鼻唇部脂肪室
8	颊内侧脂肪室
9	颊中部脂肪室
10	颊脂肪垫（此为深部脂肪室）
11	下颌脂肪室上部
12	下颌脂肪室下部

图 2-1　Rohrich 教授所述的面部浅层脂肪室分布

额区在皮肤和额肌之间存在 3 个浅层脂肪室，包括额正中脂肪室、额外侧脂肪室、颞-颊外侧脂肪室。

额正中脂肪室（central forehead fat compartment, CFFC）位于额部正中线处，层次为皮肤与额肌之间的皮下层。其下界是鼻背，外侧与额外侧脂肪室毗邻，二者的分界是额中部隔膜。

额外侧脂肪室（middle forehead fat compartment, MFFC）位于额部中间，左右各一，层次为皮肤与额肌之间的皮下层。其内侧与额正中脂肪室毗邻，内侧界为额中部隔膜；外侧与颞-颊外侧脂肪室毗邻，外侧界为颞上隔，下界为眼轮匝肌支持韧带的眶上部。

颞-颊外侧脂肪室（lateral temporal-cheek fat, LTCF）位于额外侧-颞部-颊外侧，层次为皮下层。该脂肪室是唯一一个跨越并连接额部、颞部、颊部的脂肪室。上界为颞上隔、颞下隔，内侧界为颊外侧隔膜。

眶区在皮下层存在 3 个浅层脂肪室，包括眶上脂肪室、眶下脂肪室、眶外侧脂肪室。值得注意的是，英文文献中常也将上下睑眶隔内脂肪称为"fat compartment"。本文中的眶上脂肪室、眶下脂肪室是位于皮下层——皮肤与眼轮匝肌之间，与上下睑眶隔内脂肪应该区分开来，避免混淆。

眶上脂肪室（superior orbital fat compartment, SOFC）位于眶上区，层次为皮下层。上界为眼轮匝肌支持韧带眶上部，围绕眶上缘走行，在内外侧分别融合进入内外眦区。

眶下脂肪室（inferior orbital fat compartment, IOFC）位于眶下区，层次为皮下层。下界为眼轮匝肌支持韧带眶下部，在内外侧分别融合进入内外眦区。

眶外侧脂肪室（lateral orbital fat compartment, LOFC）位于眶外侧区，层次为皮下层。上界为颞下隔，下界为颊上隔，内侧界为眶外缘，外侧与颞-颊外侧脂肪室毗邻。

在中下面部皮下层存在的浅层脂肪室包括鼻唇部脂肪室、颊内侧脂肪室、颊中部脂肪室、颞-颊外侧脂肪室、下颌脂肪室。

鼻唇部脂肪室（nasolabial fat compartment, NLFC）位于鼻唇沟外侧，层次为皮下层。上界为泪槽韧带-眼轮匝肌支持韧带复合体，内界为鼻唇沟隔膜，外侧为眼轮匝肌下脂肪和颊内侧脂肪室，下界为颧大肌下部，向下与下颌脂肪室毗邻。

颊内侧脂肪室（medial cheek fat compartment, MCFC）位于鼻唇部脂肪室外侧，层次为皮下层。上界为泪槽韧带-眼轮匝肌支持韧带复合体和眶外侧脂肪室，下界为下颌脂肪室，外界为颊中部脂肪室。

颊中部脂肪室（middle cheek fat compartment, MCFC）位于颊中部腮腺的前方和浅部，在颊内侧脂肪室外侧，层次为皮下层。上界为颊上隔，颊上隔的深面与颧大肌附着，下界为下颌脂肪室，外界为颞-颊外侧脂肪室的颊部。

下颌脂肪室（jowl fat compartment, JFC）位于口角外下方的下颌区，层次为皮下层，在降口角肌的浅层，是面部最下方的脂肪室。下颌脂肪室可进一步分为上部和下部，上部较小，位置更靠近口角，其内侧界为降下唇肌；下部较大，位于上部的外下方与下颌缘之间。

二、深层脂肪室

深层脂肪室位于 SMAS 的深面，主要充填在面部间隙层。近来研究发现深层脂肪室在老化时的主要变化为萎缩造成的容量减少，失去对浅层组织的支撑作用，进一步导致假性松垂。

深层脂肪室主要包括眼轮匝肌后脂肪、眼轮匝肌下脂肪、颊内侧深脂肪室、口轮匝肌下脂肪、颏下脂肪室、颊脂肪垫（图 2-2）。

眼轮匝肌后脂肪（retro-orbicularis oculi fat, ROOF）位于上睑区，层次为上睑眶部眼轮匝肌深面与眶隔膜之间，向上在眶上缘延续为眉脂肪垫。

眼轮匝肌下脂肪（sub-orbicularis oculi fat, SOOF）位于眶外下区，层次为下睑眶部眼轮匝肌深面与骨膜之间，充填在颧前间隙内。SOOF 的上界为眼轮匝肌支持韧带，下界为颧韧带，外上界为眶外侧增厚区。Rohrich 教授[2-3]经过进一步染色研究发现 SOOF 可以分为内侧部和外侧部，内侧部较小，

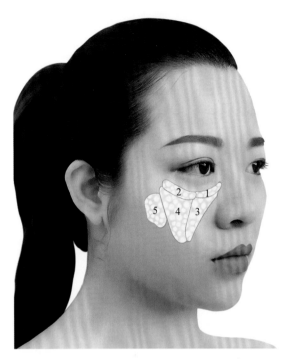

1　内侧眼轮匝肌下脂肪

2　外侧眼轮匝肌下脂肪

3　内侧面中部深层脂肪室

4　外侧面中部深层脂肪室

5　颊脂肪垫突出部分

图 2-2　Rohrich 教授所述的面部深层脂肪室分布

紧邻颊内侧深脂肪室的外侧缘；外侧部较大，主要位于颧大肌起点的内上方。

　　颊内侧深脂肪室（deep medial cheek fat compartment, DMCF）[4] 又称为面中深层脂肪室，位于浅层的颊内侧脂肪室、颊中部脂肪室的深面，层次为中面部表情肌的深面。上界为眼轮匝肌支持韧带，下界为口轮匝肌下脂肪，内界为梨状孔韧带，外界为颧大肌和颊脂肪垫。进一步研究发现颊内侧深脂肪室可以分为内侧部和外侧部。内侧部在提上唇肌和提上唇鼻翼肌的深面，浅层是鼻唇部脂肪室，其深面与骨膜之间存在着 Ristow 间隙。颊内侧深脂肪室内侧部的外界是 SOOF 的内侧部和颊内侧深脂肪室的外侧部，下界是口轮匝肌下脂肪。颊内侧深脂肪室外侧部的浅层对应于颊内侧脂肪室，深面直接附着在上颌骨骨膜。上界是 SOOF 的下缘，外界是颊脂肪垫，内界是颊内侧深脂肪室的内侧部。

　　口轮匝肌下脂肪（post-orbicularis oris fat, POOF）位于口轮匝肌的深面，充填在口轮匝肌和唇黏膜之间（图 2-3）。

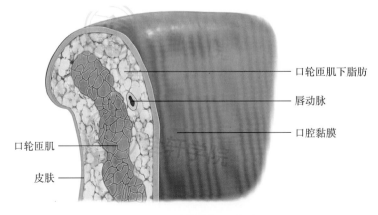

图 2-3　口轮匝肌下脂肪

颏下脂肪室（sub-mentalis fat compartment）位于颏肌的深面，充填颏肌与深面的骨膜间隙。老化时颏下脂肪室萎缩，导致唇颏沟加深，出现凹陷，因此对该脂肪室进行填充可以矫正唇颏沟凹陷（图2-4）。

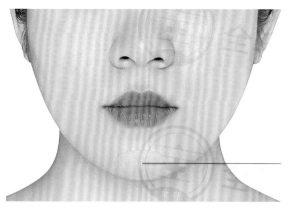
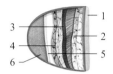

1　皮肤
2　皮下脂肪
3　颏肌
4　颏部正中深层脂肪室
5　骨膜
6　下颌骨

图 2-4　颏下脂肪室

颊脂肪垫（buccal fat pad, BFP）[5] 位于颊间隙内，是面部位置最深的脂肪室。与上述脂肪室不同的是，颊脂肪垫内含极少量纤维组织，呈半流体状，对面部起着充填、润滑、隔离的作用。颊脂肪垫可以分为一体四突：①颊突，沿咬肌向前延伸至下颌磨牙后三角，位置最低、最表浅；②翼突，位于下颌支内侧与翼内肌、翼外肌之间，在下颌颈处绕翼内肌后缘至腮腺深面，直达咽旁间隙；③翼腭突，经翼上颌裂进入翼腭窝，被颊肌和颞肌覆盖，可一直到眶下裂，与眶下神经一同进入眼眶；④颞突，位于颞肌前缘和颧骨颞面之间，分为浅部（蝶骨大翼与颞肌之间，可达翼点）和深部（颞深筋膜与颞肌之间，变宽呈扇形）。颞突在深面向外上方的颞区延伸为颞深脂肪垫（图2-5）。

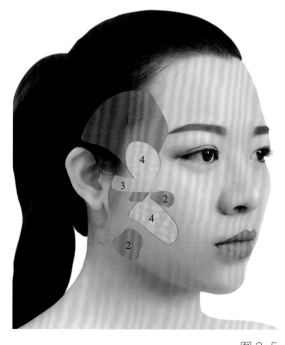

颞突

后　　　　前

翼腭突

翼突

颊突

向后延伸

1　颞肌
2　咬肌
3　颧弓
4　颊脂肪垫

图 2-5　颊脂肪垫示意图

第二节　透明质酸注射相关面部软组织间隙的解剖

　　面部的间隙位于面部层次的第 4 层，其内为疏松的结缔组织和淋巴组织（如颧前间隙、眶周间隙等），少有重要血管和神经，多数情况下是手术分离的良好安全平面。在透明质酸注射操作中，虽然在间隙层次操作风险较低，但在无明确坚固的韧带限制的间隙内注射大量透明质酸，极易发生透明质酸的远期移位现象，因此，间隙内注射应遵循适量（在有明确韧带围绕的颞间隙、额间隙等）、少量甚至不注射（在无坚固韧带围绕的梨状孔周边间隙、咬肌前间隙、上颌骨前间隙等）的原则，避免不可预知的远期移位的发生。

一、下睑眶隔前间隙

　　下睑眶隔前间隙（preseptal space）[6]大部分位于下睑眶腔浅面。内侧界为眼轮匝肌睑部起点，下界为眼轮匝肌支持韧带（orbicularis retaining ligaments, ORL）[7]（亦称眶颧韧带[8]），外侧界为眶外侧增厚区（latera orbital thickening, LRT）[7]，顶层为睑部眼轮匝肌，底层为眶隔及弓状缘以下 2 ~ 6 mm 的骨面至眼轮匝肌支持韧带（图 2-6）。该间隙提供了一个无血、容易分离、损伤小的下睑整形美容手术入路。

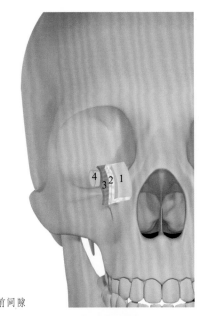

1　皮肤
2　皮下脂肪
3　眼轮匝肌
4　下睑眶隔前间隙

图 2-6　下睑眶隔前间隙

二、颧前间隙

　　Mendlson 等[9]（2002 年）、Gamboa 等[10]（2004 年）、Wong[6]等（2013 年）对颧前间隙（prezygomatic space）进行了详细的解剖学研究。颧前间隙呈三角形，上覆颧骨体和提上唇肌群（颧大肌、颧小肌、提上唇肌）的起点，内衬薄膜，位于 SOOF 和骨膜前脂肪之间，是个滑动的平面。其构成如下：①底层为 2.5~3 mm 厚的苍白色粗糙脂肪组织，与骨膜紧密附着；②顶层由浅到深依次为皮肤、颧脂肪垫浅层（即前述的眶下浅层脂肪室）、眼轮匝肌、SOOF，SOOF 相比骨膜前脂肪是更为亮黄色纤细的脂肪组织；③上缘由沿眶缘走行的眼轮匝肌支持韧带形成并加强；④下缘由位于提上唇肌群之间的颧皮韧带（zygomatico-cutaneous retaining ligaments, ZCRL）形成并加强；⑤内侧端由眶内侧缘和提上唇肌起点汇合成角；⑥外缘为眶外侧增厚区。面神经额支走行在顶层内，即眼轮匝肌和 SOOF 之间。只有颧面神经、血管束穿行于颧前间隙，其在颧骨体的外侧面出颧面孔后位于颧前间隙的上缘，紧邻眼轮匝肌支持韧带之下（图 2-7、图 2-8）。

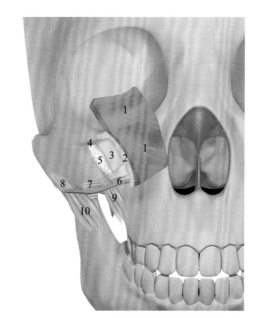

1　眼轮匝肌
2　SOOF
3　颧前间隙
4　颧面神经
5　骨膜前脂肪
6　面神经颧支
7　颧皮韧带
8　颧韧带
9　颧小肌
10　颧大肌

图 2-7　颧前间隙

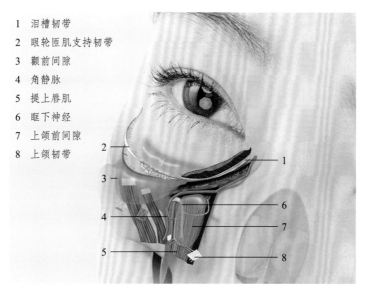

1　泪槽韧带
2　眼轮匝肌支持韧带
3　颧前间隙
4　角静脉
5　提上唇肌
6　眶下神经
7　上颌前间隙
8　上颌韧带

图 2-8　上颌前间隙

三、上颌前间隙

上颌前间隙（premaxillary space）[6] 呈矩形位于颊中部鼻唇段上颌骨前，与其他面部软组织间隙相似，上颌前间隙亦是一个无血管的滑动平面，内衬薄膜。其构成如下：①顶层的上半部分由眼轮匝肌眶部，下半部分由颊中部的 SMAS 形成；②底层为提上唇肌；③上缘是分隔眼轮匝肌眶部和睑部的泪槽韧带；④下缘由位于鼻翼基底水平的一对横向粗壮的上颌韧带（颊上颌韧带）形成并加强；⑤内侧以鼻侧壁、提上唇鼻翼肌和鼻肌为界；⑥外侧缘是位于瞳孔中线上的一个 5 mm 宽的疏松结缔组织，无韧带在此分隔颧前间隙内侧角。提上唇肌起始于眶下孔以上，覆盖眶下神经主干。眶下神经主干向下走行并经上颌前间隙内外侧缘发出分支到达浅面，当走行到鼻基底水平时发出分支到皮下平面，并与上颌韧带尾侧紧密相邻。内眦静脉走行于间隙的外缘，当到达上缘时迅速地转向内侧，并与眼轮匝肌眶部在上颌骨附着处紧密相邻直到内眦（图 2-8）。

四、咬肌前间隙

咬肌前间隙（premasseter space）是位于下部咬肌浅面与面部 SMAS 之间的潜在间隙，由 Mendlson[11] 首次提出并命名。其呈菱形，内衬膜，由支持韧带形成并加强。其构成如下：①底层是半透明的致密结缔组织形成的咬肌筋膜；②顶层为附着在颈阔肌深面透明的颈阔肌肌膜；③后缘为腮腺前缘，即颈阔肌耳筋膜（platysma auricular fascia）前缘，亦称颈阔肌耳韧带或 Lore 筋膜；④上缘为从耳屏软骨下缘到口角下方的颈阔肌肌膜与咬肌筋膜之间形成的双层纤维膜，即颈阔肌上缘；⑤下缘为像肠系膜一样的纤维膜沿下颌缘走行，直到下颌韧带（mandibular ligaments），此结构较疏松；⑥前缘为咬肌皮肤韧带（masseteric cutaneous ligaments），较粗壮，其下方较稀疏薄弱而易发生老化改变。在老化过程中，由于咬肌前各个面的组成性质不同，间隙逐渐变大并向前下方滑动。加之其前方咀嚼肌间隙内的颊脂肪垫的下垂和下颌韧带的阻挡，形成了下面部老化标志——口角外侧囊袋、口下颌沟（图 2-9）。

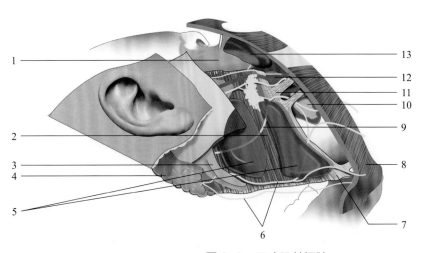

1	颧弓
2	咬肌
3	颈阔肌耳筋膜
4	腮腺
5	下咬肌前间隙
6	下颌缘支
7	下颌韧带
8	SMAS
9	下颊支
10	颊脂肪垫
11	咬肌皮肤韧带
12	腮腺导管
13	颧前间隙

图 2-9　下咬肌前间隙

2013 年，Mendlson[12] 又对咬肌前间隙的上方进行了解剖学研究，结果显示，其上方亦存在一个矩形的软组织间隙，长 25～28 mm，宽 10 mm，内衬膜。因颧前间隙位于咬肌上部，遂将其命名为"中间咬肌前间隙"（图 2-10），前述的间隙称为"下咬肌前间隙"。中间咬肌前间隙位于副腮腺下缘、腮腺前缘、咬肌皮肤韧带、下咬肌前间隙上缘的双层纤维隔围成的区域内，底层为咬肌筋膜，顶层为 SMAS。咬肌浅面的面神经各分支和腮腺管位于间隙的底层之下，面神经上下颊支呈镜像分布，分别位于中间咬肌前间隙上下壁的后方，面神经颊支的吻合支位于中间咬肌前间隙范围内。间隙内无血管分布。

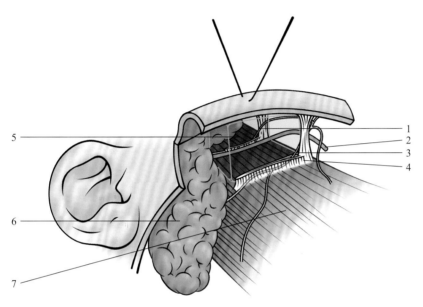

1　上颊支
2　腮腺导管
3　下颊支
4　咬肌皮肤韧带
5　中间咬肌前间隙
6　腮腺
7　咬肌

图 2-10　中间咬肌前间隙

五、梨状孔周边间隙（Ristow 间隙）

2016 年，Surek[13] 将围绕梨状孔周边的深层间隙命名为梨状孔周边间隙（pyriform space），他将既往由 Ristow 命名的该间隙做了更为详细的描述，并证实了该间隙会随人体衰老而变大。该间隙起始于降鼻中隔肌，围绕梨状孔向外上方延伸，而后向上、向内终止于泪槽韧带，整体形状类似"马鞍形"。其边界描述如下：①内下方为降鼻中隔肌、梨状孔周边软组织和口轮匝肌后脂肪；②外上方呈半月形，被面中部深层脂肪室围绕；③顶部浅层为上颌骨前间隙和提上唇肌，角动脉在该间隙顶部走行，分割该间隙和面中部深层脂肪室；④顶部远端为上颌骨前间隙深层，远达泪槽韧带；⑤底部为上颌骨骨膜（图 2-11）。

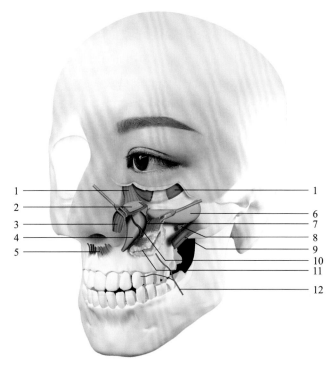

1	眼轮匝肌
2	上颌前间隙
3	提上唇肌
4	梨状孔周边间隙
5	降鼻中隔肌
6	颧前间隙
7	眶下动脉
8	颧小肌
9	颧大肌
10	角动脉
11	面中部深层脂肪室
12	面动脉

图 2-11　梨状孔周边间隙

六、颞间隙、额间隙、眶周间隙[14]

以颞附着（temporal adhesion, TLA）为中心，延伸出 3 个韧带：①颞上隔（superior temporal septum, STS）；②颞下隔（inferior temporal septum, ITS）；③眶上韧带附着（supraorbital ligamentous adhesion, SLA）和眶周隔（periorbital septum, PS）（图 2-12）。上述韧带将额颞部分隔成许多间隙（图 2-13）。

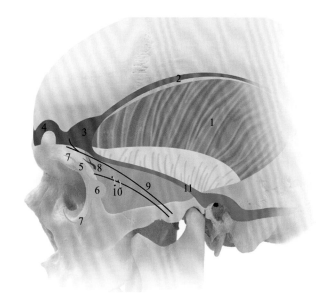

1	颞肌
2	颞上隔
3	颞附着
4	眶上韧带附着
5	眶周隔的眉外侧增厚区
6	眶周隔的眶外侧增厚区
7	眶周隔
8	前哨静脉
9	面神经颞支
10	颧颞神经
11	颞下隔

图 2-12　颞上隔、颞下隔、眶上韧带附着和眶周隔

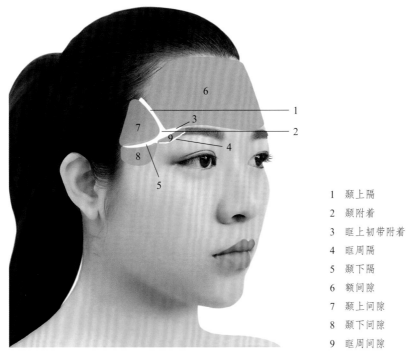

1	颞上隔
2	颞附着
3	眶上韧带附着
4	眶周隔
5	颞下隔
6	额间隙
7	颞上间隙
8	颞下间隙
9	眶周间隙

图 2-13 额间隙、颞上间隙、颞下间隙和眶周间隙

颞下隔分颞部为颞上间隙和颞下间隙。颞下隔以上是颞上间隙，以下是颞下间隙。颞上间隙没有重要的组织结构穿行，是个潜在的、安全的、容易分离的间隙，它的上界是颞上隔。颞下间隙由下方的颧弓、前方的颧骨额突围成。三角形的颞下间隙有面神经颞支、颧颞神经、哨兵静脉穿行。

额间隙由外侧的颞上隔、下方的眶上韧带限定。

眶周隔将表浅筋膜下间隙分成两个间隙，即眶内间隙和眶周间隙。眶内间隙位于眶缘内眼轮匝肌睑部和眶隔之间，仅仅包含疏松结缔组织。眶周间隙是眶周隔和颞附着与眶上韧带附着之间的狭小间隙，位于眼轮匝肌眶部和底层的骨膜之间。

第三节 透明质酸注射相关面部韧带及韧带性结构的解剖

面部存在诸多韧带和韧带性结构（称为间隔 "septum" 或筋膜 "fascia"）。与透明质酸注射相关的韧带、间隔和筋膜包括颞上隔、颞下隔、颞附着、眶附着、眶周隔、眼轮匝肌支持韧带、颧韧带（包括颧皮韧带）、上颌韧带、咬肌皮肤韧带、颈阔肌耳筋膜、下颌间隔、下颌韧带等（图 2-14）。其中部分韧带与透明质酸注射密切相关，于其下方或周边注射透明质酸可起到面部提升的作用，该部分将在后文详述。现将主要韧带阐述如下。

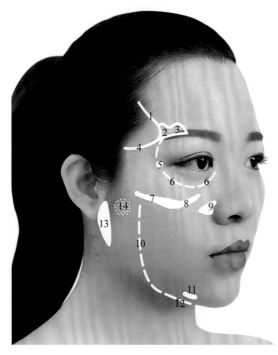

1　颞上隔
2　颞附着
3　眶附着
4　颞下隔
5　眶外侧增厚区
6　眼轮匝肌支持韧带 - 泪槽韧带复合体
7　颧韧带
8　颧皮韧带
9　上颌韧带
10　咬肌皮肤韧带
11　下颌韧带
12　下颌间隔
13　颈阔肌耳筋膜
14　腮腺咬肌皮肤间隔

图 2-14　面部韧带示意图

一、颞上隔

颞上隔也称为固定区或者黏附区，其位于颞窝前界额肌外缘，是额部与颞部的分界，也是额间隙和颞间隙的分界。颞上隔起始于额骨骨膜与颞深筋膜相互移行处，止于额肌和颞浅筋膜，下端与颞附着相互延续。

二、颞下隔

颞下隔也称轮匝肌颞韧带，位于颞中筋膜外侧缘的内下方，是从颞附着发出到外耳道方向的片状致密连接区，是面神经安全区和危险区的分界线，是颞深筋膜与颞中筋膜、颞浅筋膜形成的相对紧密的连接结构。

三、眼轮匝肌支持韧带

眼轮匝肌支持韧带起始于眶骨骨膜，止于眼轮匝肌，对眼轮匝肌起到限制固定作用，也有学者称其为眼轮匝肌限制韧带。该韧带是对所有固定限制眼轮匝肌的韧带的统称，虽然此韧带在不同的部位对应着不同的解剖名词，但性质一样。如眼轮匝肌支持韧带的命名有：眼轮匝肌支持韧带-泪槽韧带复合体、泪槽韧带、眶颧韧带、眶外侧增厚区和眶周隔。

四、颧韧带

颧韧带（zygomatic ligaments, ZL）为 2 ～ 3 束腱性致密结缔组织束带，位于耳屏间切迹游离缘前方 4.3 cm 处，恰好位于颧小、大肌起始部后方，起始于颧弓前端下缘，穿过各层软组织抵止到真皮。其中向中面部和下眶骨中点方向延伸的皮下部分称为颧皮韧带，是颧颊沟形成的重要解剖基础。

五、上颌韧带

上颌韧带位于梨状孔周边，韧带组织极为强壮，自上颌骨向皮肤延伸。上颌韧带并不连续，中间被提上唇肌分割为内侧和外侧部分。

六、下颌韧带

下颌韧带（mandibular ligaments, ML）位于下颌体前 1/3 的条状区域，在下颌骨下缘之上 0.6 cm，距离下颌角点 5.3 cm。下颌韧带起始于下颌体骨面，穿过肌层和皮下脂肪抵止于真皮。

七、下颌间隔

下颌间隔位于咬肌前下角与下颌韧带之间，起始于下颌骨体表面，止于颈阔肌，是下颌韧带的延续部分。

八、颈阔肌耳筋膜（颈阔肌耳韧带）

颈阔肌耳韧带（platyma-auricular ligaments, PAL）是指颈阔肌后上缘连于耳附近的一层薄的但坚韧的结缔组织结构。该结构在颈阔肌后缘、上缘均与面部 SMAS 相接，此 SMAS 越近耳垂周围皮肤时越薄且致密。

九、咬肌皮肤韧带（SMAS- 颧颊部韧带）

咬肌皮肤韧带也称 SMAS- 颧颊部韧带（SMAS-malar Ligaments, SMAS-ML）。该韧带纵向排列于咬肌前缘。最上一组偏后，位于耳下基点前 4.2 cm 的咬肌起始部表面，其余均位于下颌角点前 3.9 cm 的垂线上。

十、腮腺咬肌皮肤间隔

腮腺咬肌皮肤间隔起自腮腺咬肌区的 SMAS，垂直与皮肤相接。

第四节　透明质酸注射相关面部血管的解剖

头面部的血供主要来自颈内动脉和颈外动脉两大系统，颈内动脉主要供应脑颅（neurocranium），而颈外动脉主要供应面颅（viscerocranium）。颈内动脉的主要分支包括眼动脉、大脑前动脉、大脑中动脉、后交通动脉等。颈外动脉的主要分支包括甲状腺上动脉、咽升动脉、舌动脉、面动脉、上颌动脉、枕动脉、耳后动脉、颞浅动脉等。两大系统之间存在大量的血管吻合[15]。

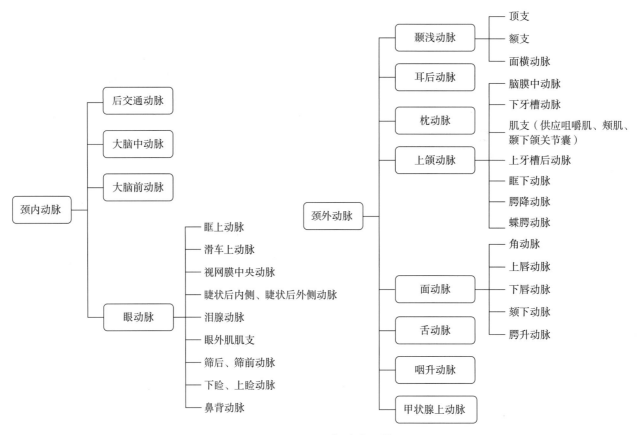

图 2-15　面部动脉系统

一、眼动脉

眼动脉（ophthalmic artery）是颈内动脉入颅后的第一个分支，主要供应眼部和眶骨膜。眼动脉及其分支的变异率极高，其主要分支包括眶上动脉、滑车上动脉、视网膜中央动脉、鼻背动脉在内的一共 13 个分支。眼动脉及其分支也是颈内动脉系统和颈外动脉系统之前的重要交通[16]。

1. **视网膜中央动脉**　视网膜中央动脉（central retinal artery, CRA）为眼动脉的第一个分支，于眶尖处发出，在球后约 1 cm 处穿过硬脑膜进入视神经管，与视神经伴行，供应视网膜内层。视网膜中央动脉穿过硬脑膜处为其最窄处，也是最容易出现栓塞的部位。视网膜中央动脉阻塞是注射物引起血管栓塞致盲的直接原因。若为透明质酸引起的视网膜中央动脉栓塞，可通过球后注射透明质酸溶解酶治疗。动物实验显示视网膜缺血超过 97 min 就会出现不可逆损伤。而在实际情况中，一方面临床上出现视网膜中央动脉栓塞时可能仅为不完全栓塞；另一方面若存在睫状体视网膜动脉（cilioretinal artery），则也能在不同程度上为视网膜供血，因此治疗时间窗能延长至约 4 h[17]。

2. **眶上动脉**　眶上动脉（supraorbital artery）一般在瞳孔中线内侧 1 ~ 3 mm 处，经眶上孔或眶上切迹发出后在额肌深面上行（深支），平均于距眶上缘约 2 cm 处穿出额肌于浅层走行（浅支），供应额部[18]。其分支与滑车上动脉、颞浅动脉额支以及对侧眶上动脉均有吻合。

3. **滑车上动脉**　滑车上动脉（supratrochlear artery）是眼动脉的终末支之一，位于眶上动脉的内侧，经滑车上切迹发出，依次穿过皱眉肌和额肌进入皮下。有时也可分为深支和浅支，深支走行于额肌深面[18]。滑车上动脉与眶上动脉及对侧的滑车上动脉存在吻合。

4. **鼻背动脉**　鼻背动脉（dorsal nasal artery）也是眼动脉的终末支之一，从睑内侧韧带与滑车神经之间穿出眶隔，跨过鼻背后分为两支，一支与对侧鼻背动脉及鼻外侧动脉吻合，另一支与角动脉吻合，供应鼻根部及鼻背[16]。

眼动脉的众多分支之间及这些分支与面部其他血管在眉间、鼻部形成了大量血管交通，因此，该部位也是最常出现血管栓塞致失明的注射部位。当填充剂注射入血管后，若注射压力低于血管内压力时，栓子会顺着血流的方向冲向远端，即顺行栓塞；但若注射压力超过了血管内压力时，栓子就可能逆血流方向进入上游血管，即逆行栓塞[19]。若填充剂不幸进入眼动脉，可能会再次顺着血流方向而进入视网膜中央动脉而导致失明。若填充剂不幸进入颈内动脉，则可能会进入颈内动脉的其他分支而进入颅内，导致脑卒中。因此，在这些高危区域注射时，应尽量在注射前使用肾上腺素收缩血管，选择钝针注射，注射前回抽，降低注射压力，缓慢、少量进行注射，以降低逆行栓塞的风险。

二、面动脉

面动脉（facial artery）在二腹肌后腹下缘从颈外动脉发出，其下颌段在二腹肌后腹、茎突舌骨肌的深面走行，经过颌下三角，穿过颌下腺或紧贴颌下腺表面、颈深筋膜的深面，在下颌骨下缘咬肌前缘处绕过下颌骨下缘，后移行为面动脉颊段，进入颊间隙，向口角方向上行，经过鼻翼外侧，最终到达内眦水平。面动脉经过下颌骨处的位置较恒定，通常位于颈阔肌伴行静脉的前方，面神经下颌缘支的深面。面动脉经过口角外侧处时也相对恒定，常位于同侧口角后方 1 ~ 2 cm 处。面动脉主干位于深层肌群（如颊肌、提口角肌等）与浅层肌群（如颧大肌、颧小肌、提上唇肌、提上唇鼻翼肌等）之间。面动脉的主要分支包括腭升动脉、颏下动脉、上下唇动脉、鼻外侧动脉、角动脉等[16]。

1. **下唇动脉**　面动脉在口角的下方发出下唇动脉（inferior labial artery, ILA），终支与对侧的同名，供应下唇黏膜、小唾液腺及肌肉。文献报道双侧下唇动脉出现率在 36% ~ 90%。约 78.1% 的下唇动脉出现在黏膜下，约 17.3% 出现在口轮匝肌内，而 1.7% 出现在皮下，且下唇动脉可能在走行过程中改变层次 [20-21]。

2. 上唇动脉　面动脉在口角的上方发出上唇动脉（superior labial artery, SLA），终支与对侧的同名。文献报道双侧上唇动脉出现率在 53%～90%。其分布层次也存在高度变异。约 78.1% 的上唇动脉出现在黏膜下，约 17.6% 出现在口轮匝肌内，而 2.6% 出现在皮下，上唇动脉在走行过程中也可能改变层次 [20-21]。此外，上唇动脉垂直向上发出鼻中隔支，供应鼻中隔。

3. 角动脉　角动脉（angular artery, AA）也称内眦动脉。文献中对角动脉存在不同的定义，但一般认为，面动脉发出上唇动脉后则被称为角动脉。角动脉的走行部位变异较大，Kim YS 将其归类为四型。Ⅰ 型（19.2%）角动脉在鼻翼旁发出鼻外侧动脉后沿鼻背外侧上行至额部。Ⅱ 型（31.6%）角动脉几乎垂直于鼻唇沟向上走行至内眦区。Ⅲ 型（22.8%）角动脉起自眼动脉，仅在内眦周围出现。Ⅳ 型（26.3%）角动脉缺如。角动脉的走行层次变异也较大，但一般认为鼻唇沟处的角动脉出现在皮下浅层的可能性更大；而鼻部至内眦水平的角动脉则走行较深，位于梨状孔间隙（deep pyriform space）中，提上唇鼻翼肌的深面。角动脉发出众多分支至鼻部外侧，并与眶下动脉形成血管吻合 [22]。

三、颞浅动脉

颞浅动脉（superficial temporal artery, STA）起自颈外动脉，于颞下颌关节与外耳道间在腮腺深面上行，逐渐进入浅层的颞浅筋膜，与颞浅静脉、耳颞神经伴行。在耳屏外缘的上方及前方各 1 cm 处位置较为恒定。颞浅动脉在整个颞部均位于颞浅筋膜中，当跨过颞嵴后，可能会改变层次而走行至额部皮下，并发出血管分支与眶上动脉吻合。颞浅动脉的主要分支包括面横动脉、颞中动脉、颧眶动脉、额支和顶支。

1. 面横动脉　面横动脉（transverse facial artery）是颞浅动脉的一个短小的血管分支，于面神经颧支下方及腮腺导管上方之间水平走行于咬肌浅面。其近端被腮腺实质包绕，向前内穿过腮腺实质，从前缘浅出，沿途发出多个分支，供应腮腺、颞下颌关节、咬肌和邻近皮肤，与面动脉及眶下动脉都吻合。

2. 额支　文献报道多数情况下颞浅动脉在颧弓上方（近耳屏前上方）分出额支（frontal branch），向前上方走行，供应额部，与眼动脉分支吻合。额支在走行过程中层次逐渐表浅，位于眼轮匝肌及枕额肌的浅面 [16,23]。由于颞部凹陷为面部衰老的明显特征之一，而额支走行区正好位于填充区域内，在用锐针填充时可能损伤额支。但也正因为额支走行表浅，常可触及其搏动，因此只要掌握额支的解剖位置，在操作时注意避开即可大大降低其损伤风险。

3. 顶支　颞浅动脉向后上方发出顶支（parietal branch），供应颅顶部，与对侧顶支、耳后动脉、枕动脉及同侧额支之间均有吻合 [23]。

参考文献

[1] Rohrich RJ, Pessa JE. The fat compartments of the face: anatomy and clinical implications for cosmetic surgery. Plast Reconstr Surg, 2007, 119(7): 2219-27; discussion 2228-2231.

[2] Rohrich RJ, Pessa JE. The anatomy and clinical implications of perioral submuscular fat. Plast Reconstr Surg, 2009, 124(1): 266-271.

[3] Rohrich RJ, Arbique GM, Wong C, et al. The anatomy of suborbicularis fat: implications for periorbital rejuvenation. Plast Reconstr Surg, 2009, 124(3): 946-951.

[4] Rohrich RJ, Pessa JE, Ristow B. The youthful cheek and the deep medial fat compartment. Plast Reconstr Surg, 2008, 121(6): 2107-2112.

[5] Yousu FS, Tubbs RS, Wartmann CT, et al. A review of the gross anatomy, functions, pathology, and clinical uses of the buccal fat pad. Surg Radiol Anat, 2010, 32(5): 427-436.

[6] Wong CH, Mendelson BC. Facial soft tissue spaces and retaining ligaments of the midcheek: defining the premaxillary space. Plast Reconstr Surg, 2013, 132(1): 49-56.

[7] Muzaffar AR, Mendelson BC, Adams WP Jr. Surgical anatomy of the ligamentous attachments ofthe lower lid and lateral canthus. Plast Reconstr Surg, 2002, 110(3): 873-884.

[8] Kikkawa DO, Lemke BN, Dortzbach RK. Relations of the superficial musculoaponeurotic system to the orbit and characterization of theorbitomalar ligament. Ophthal Plast Reconstr Surg，1996，12(2): 77-88.

[9] Mendelson BC, Muzaffar AR, Adams WP Jr. Surgical anatomy ofthe midcheek and malar mounds. Plast Reconstr Surg, 2002, 110(3): 885-896.

[10] Gamboa GM, de La Torre J, Vasconez L. Surgical anatomy ofthe midface as applied to facial rejuvenation. Ann Plast Surg, 2004, 52(3): 240-245.

[11] Mendelson BC, Freeman ME, Wu W, et al. Surgical anatomy of the lower face: the premasseter space, the jowl, and the labiomandibular fold. Aesthetic Plast Surg, 2008, 32(2): 185-195.

[12] Mendelson, BC, Wong CH. Surgical anatomy of the middle premasseter space and its application in sub-SMAS face lift surgery. Plast Reconstr Surg, 2013, 132(1): 57-64.

[13] Surek CK, Vargo J, Lamb J. Deep Pyriform Space: anatomical clarifications and clinical implications. Plast Reconstr Surg, 2016, 138(1): 59-64.

[14] Moss CJ, Mendelson BC, Taylor GI. Surgical anatomy of the ligamentious attachements in the temple and periorbital regions. Plast Reconstr Surg，2000，105(4): 1475-1490.

[15] Cotofana S, Lachman N. Arteries of the face and their relevance for minimally invasive facial procedures: an anatomical review. Plast Reconstr Surg, 2019, 143(2): 416-426.

[16] Michalinos A, Zogana S, Kotsiomitis E, et al. Anatomy of the ophthalmic artery: a review concerning its modern surgical and clinical applications. Anat Res Int, 2015, 2015: 591961.

[17] Varma DD, Cugati S, Lee AW, et al. A review of central retinal artery occlusion: clinical presentation and management. Eye, 2013, 27(6): 688-697.

[18] Cong LY, Phothong W, Lee SH, et al. Topographic analysis of the supratrochlear artery and the supraorbital artery: implication for improving the safety of forehead augmentation. Plast Reconstr Surg, 2017, 139(3): 620e-627e.

[19] Claudio Delorenzi. Complications of injectable fillers, part 2: vascular complications. Aesthet Surg J, 2014, 34(4): 584-600.

[20] Cotofana S, Pretterklieber B, Lucius R, et al. Distribution pattern of the superior and inferior labial arteries: impact for safe upper and lower lip augmentation procedures. Plast Reconstr Surg, 2017, 139(5): 1075-1082.

[21] Samizadeh S, Pirayesh A, Bertossi D. Anatomical variations in the course of labial arteries: a literature review. Aesthet Surg J, 2019, 39(11): 1225-1235.

[22] Kim YS, Choi DY, Gil YC, et al. The anatomical origin and course of the angular artery regarding its clinical implications. Dermatol Surg, 2014, 40(10): 1070-1076.

[23] 吴溯帆. 注射美容整形技术. 浙江：浙江科学技术出版社，2015.

第三章

面部美学评估

"美感"是审美主体对客观事物美的主观感受，是人的心理活动，即审美意识。广义而言，欣赏、愉悦、评价和感受人体美的范围包括对体形和面部的感知，因本书重点讲述面部透明质酸和肉毒毒素的治疗，因此仅阐述面部的美学评估。

在实施面部填充剂和肉毒毒素注射微整形治疗之前，我们首先应知道对求美者来说，哪些部位是需要治疗的，哪些部位是限制性治疗的，哪些部位是无需治疗的。如不明晰治疗部位，则不能塑造美的面容。因此，面部的美学评估是在实施微整形治疗之前重中之重的步骤。

面部美学评估分为三个层次。第一个层次是大众标准的美，即传统的认为有明确数据的美学标准，如大家熟知的三庭五眼、黄金比例等；第二个层次是个性化的美，此层次的塑造类似美术画像中对某些部位夸张或弱化的表现手法；第三个层次是气质化的美，此层次对术者要求较高，需要具有很好的人文修养，而且要充分结合求美者的职业特点、性格特点、此时此刻的心理特点等，内容极其繁杂，缺乏明确的条理性，常常需要"感觉"和"灵感"，笔者也未达到在该层次内运用自如。本章主要阐述第一和第二层次的美学评估。

一、面部美学评估基本原则

原则一："二三四加一"原则。

"二"为面部的外轮廓和包括眉、眼、眉间、"苹果肌"、鼻、唇、颏区的评估，即"二"个形状：外轮廓的椭圆形和内轮廓的心形，这两个轮廓是需要重点塑造的部分。

"三"为大家熟知的面部"三庭五眼"分法，即将面部分为上、中、下面部，其分界点表面标志为经正中发际点、眉间点、鼻基底和颏下点的水平线。此分法利于自上而下地评估面部不同区域，条理清晰。

"四"为评估的四个方面，即皮肤的改变（质地、色斑、纹理、色质等）、皱纹的改变（静态性及动态性）、组织容量的改变和对称性。其中动态性皱纹的部位、分类等是肉毒毒素治疗的主要评估内容，该内容将在肉毒毒素章节中详细阐述；静态性皱纹以及组织容量是填充剂治疗的主要评估内容，也是整个评估的主线，其详细内容在透明质酸部分的各个章节也有阐述。皮肤和对称性的评估是在完成动静态皱纹和组织容量评估后再做的附加性评估。

"加一"为对组织松弛程度的评估。因目前对于组织松弛程度的评估仅停留在形态学的评估上，对于如何治疗并无很好的指导意义，故仅作为附加性评估，在此列为"加一"。

原则二："VRCS"原则。该原则更趋向于对于面部整体的评估，是在原则一指导下完成评估后再次进行的步骤。

V（volume，容量）原则：重点评估某些部位在容量补充后整体的表现是否适当。

R（ratio，比例）原则：总体评估"三庭五眼"的整体比例。

C（curve，曲线）原则：在原则一指导下完成整体评估后，需对整体曲线的塑造再次评估，评估包括面部中轴曲线、Ogee line、颧弓线、下颌缘线的圆润顺滑程度。

S（steroscopic，立体感）原则：对面部立体感表现点（额前点、眉间点、鼻背线、鼻尖点、人中嵴、上唇珠、下唇珠、颏前点、颏下点、眉弓外侧点、"苹果肌"最高点等）做再次评估。

原则三："缺点最小化和优点最大化"原则。

该原则是评估时的附加原则，也是我们评估过程中一直隐藏于思维深处的原则。当初次见到求美者时，我们对其的第一印象中该求美者的"缺点"或"优点"往往是指导我们继续评估的"金钥匙"，也就是说，我们的治疗是要围绕该求美者的"缺点"或"优点"做治疗。如果要把某人的面部改善到"顺眼"，我们就要把该求美者的最大缺点弱化。如该求美者鼻部视觉上较大，我们可以补充鼻周边组织的容量（"苹果肌"、额部、泪沟、唇部等），使鼻部不再成为视觉中心，从而改善其鼻部较大的缺点。如果要把某人的面部改善到"惊艳"，我们就要把该求美者的最大优点强化，如该求美者眼部较为美丽，则要限制眼部周边的容量补充。

为做到评估的条理性和易操作性，我们在评估时，要把握思维的主线为"二三四加一"中的"四"，按照"三"的顺序评估，在完成"二三四加一"的评估后，要对整体做"VRCS"的评估，而原则三（缺点最小化和优点最大化）则是一直隐藏于思维深处的指导原则。

二、光影变化和视觉误差

建议所有微整形医生都应该仔细观看女性化妆的视频。在这些视频中，化妆师最常运用的就是高光与阴影。在需要突出的部位通常需要打高光，反之则做成阴影。我们视觉上存在对颜色的感知错觉，对于同样大小的物体，黑色时显得小，而白色时则显得大。因此，当鼻部因隆起而呈现高亮时，则会增大鼻部在整个面部的视觉比例。面部的视觉宽度和长度部分决定于高亮区的显现。如面部"苹果肌"的高亮点内移，则会减少视觉面部宽度；如将额前点下移和颏前点上移，则同样会减少面部的视觉长度。通过组织容量补充在面部某些部位制造阴影，也会减少目标的视觉长度或体积。如将人中嵴隆起后，由于阴影效应，视觉上上唇会有所短缩；如将眉弓隆起，由于上睑区的阴影效应，眼部的黑色瞳孔和上睑的阴影融为一体，类似于化妆术中眼影的使用，起到了视觉上扩大眼部的效果。再比如，突眼是我们临床中非常常见的问题，由于眼部的突出呈现为高亮，相较后缩的眼部周边区域（眉弓、眶外侧缘、眶下缘和鼻部）则呈现为阴影。为弱化视觉上不美观的突眼，可将上述眼部周边区域隆起，会大大降低突眼的视觉表现。

　　某些视错觉也可以应用到微整形中，"蓬佐错觉"和"缪勒莱耶错觉"是我们常用的视觉误差。"蓬佐错觉"是当我们眼部判断物体大小时，受到参照物的大小影响，当参照物大时，目标物体变小，反之亦然。因此，当颞部隆起时，眼部会显得变小。"缪勒莱耶错觉"是当我们判断某个线段长度时，如线段两端有外扩的情况时，视觉上会觉得线段变长；如线段两端内收时，则视觉上觉得线段变短。因此，如以双侧颧弓最宽处为视觉线段长度，当颞部隆起后，整体面部会呈现变宽的表现。

　　另外，随着影像技术的发展，人们越来越注意镜头下的美感。需注意的是，由于摄像时所用比例与影像呈现比例的差别，镜头影像下呈现的面部轮廓多较现实中的宽大，因此对于特殊行业如演员、主持人等或者有"镜头感"需求的求美者来说，应摒弃或适度应用导致面部宽大部位的填充，如颞部、颧弓下凹陷等部位，转而将更多的填充应用于凸显面部立体感的部位，如眉弓、中面部（"苹果肌"）、Ogee line、鼻部、上下唇珠、颏前点等。

面部各分区美学
评估教学视频

（注：扫描二维码后请按照提示注册后观看）

第四章

面部透明质酸注射总原则

第一节　面部透明质酸注射顺序

　　面部衰老的下垂方向为向内下方向的衰老（图 4-1）[1]。因此，面部透明质酸注射的目的就是恢复面部的外上向量，这决定了面部透明质酸注射顺序的第一个原则为先上方后下方，该原则适用于面部大多数情况。

　　面部在功能性解剖上分为外侧区和内侧区，其分界线为颞线与咬肌前缘之间的连线[2]。外侧区为咀嚼区，相对固定；内侧区为表情区，活动度较大。这些解剖特点决定了面部注射透明质酸注射顺序的第二个原则为先外侧后内侧，即首先从相对固定区开始，再移向活动区。

　　面部衰老的另一个特点是自骨骼向皮肤的多层次的衰老[3]。目前，普遍接受的观点认为面部大部分区域分为经典的 5 层结构（图 4-2），自深层向浅层分别为：骨膜、间隙和深层脂肪、SMAS、浅层脂肪和皮肤。各部分的衰老特点为：

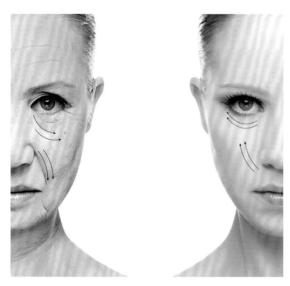

图 4-1　面部衰老后下垂方向

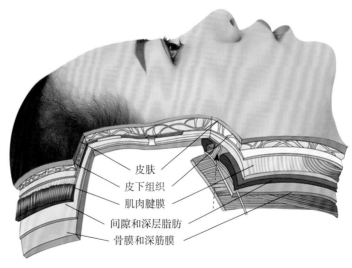

皮肤
皮下组织
肌肉腱膜
间隙和深层脂肪
骨膜和深筋膜

图 4-2　面部层次示意图

（1）骨质：衰老后，骨质发生萎缩[3-4]。该特点提示我们应在深层注射补充部分骨质缺失的容量。

（2）间隙：目前已证实，衰老后，咬肌前间隙[5]和梨状孔周边间隙[6]会出现扩大。鉴于间隙随衰老扩大的趋势以及极为疏松的特性，不建议于此层次注射透明质酸，以减少透明质酸远期移位及加重间隙扩大的可能。图4-3为面部已知的与透明质酸注射相关的间隙。

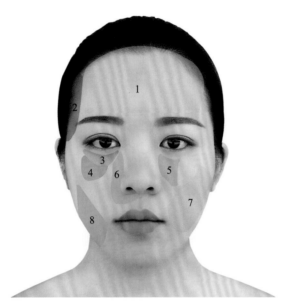

1	额间隙
2	颞间隙
3	眶隔前间隙
4	颧前间隙
5	上颌前间隙
6	梨状孔周边间隙
7	颊间隙
8	咬肌前间隙

图4-3　面部间隙示意图

（3）深层脂肪：深层脂肪以萎缩为主、下垂为辅。与面部透明质酸注射密切相关的深层脂肪室包括ROOF[7-8]、SOOF[7-8]、颊内侧深脂肪室[9]、颊脂肪室[9]、口轮匝肌下脂肪室[6]和颏部深层脂肪室[10]。Rohrich[9]的研究已证实，于颊内侧深脂肪室内注射透明质酸补充容量后可明显改善鼻唇沟。

（4）浅层脂肪：浅层脂肪分布于全面部，其命名较为混乱。最新的文献[11-13]将面部常见的浅层脂肪室分为额中央、额外侧[12]、颞上部、颞下部、颊内侧、颊中间、颊外侧和颊下脂肪室[13]，其中颊下脂肪室与Reece EM[10]在2008年提出的"Jowl"（注：有的学者将"Jowl"表述为"下颌囊袋，有的学者表述为"羊腮"或"嘴边肉"，但缺乏学界的共识表述，因此本书中仍采用英文表述）上部和下部脂肪室位置相重叠。衰老后，面部的颊中间和颊下脂肪室出现明显下垂，而其他几个脂肪室则变化不明显。

（5）皮肤：衰老后，皮肤出现静态皱纹、色斑和质地变差等改变。上述问题也可通过注射低交联或无交联透明质酸获得改善。

因此，我们提出了面部透明质酸注射顺序的第三个原则，即先深层后浅层：深层补充骨质和深层脂肪的容量缺失，浅层补充部分浅层脂肪的容量缺失和改善皮肤状况。

综上所述，面部透明质酸注射顺序的三个原则为：先上方后下方、先外侧后内侧、先深层后浅层。

第二节　面部透明质酸注射目标

目标一：韧带

面部自骨膜向皮肤均存在一种重要的结构——韧带。韧带起自骨膜，穿行于间隙或深层脂肪室的边界内，在向上穿行 SMAS 后分散为较细小的纤维，最后止于皮肤，故韧带走行形状类似于树形。Rohrich[9] 认为，面部衰老后深层韧带松弛较少，浅层韧带松弛较多。然而，我们在临床中会发现，在向外上方推挤患者松弛的面部时，不仅可感觉到部分患者 SMAS 层以上的层次松弛，SMAS 以下层次同样存在松弛。因此，韧带的松弛程度和层次、部位仍需要大量的尸体及临床解剖验证。Byung Jun Kim[13] 在其论文中提出在韧带下方注射透明质酸可提升韧带的理论。de Maio M[14-16] 所在的美学共识委员会未来联盟（Alliance for the Future of Aesthetics Consensus Committee）于 2017 年提出的全面部透明质酸注射建议和规范中同样提及了韧带提升理论，即在韧带下方注射透明质酸可获得良好的提升效果。鉴于韧带为柔软而有弹性的组织，将透明质酸垫于其下方，并不能像"掩门轴"一样可以把门笔直地挡住，韧带只能是松软地垂向下方，因此，笔者推测获得良好临床效果的原理主要为"中心点支帐篷"和"浅层软组织压缩"。因此，面部透明质酸注射的第一个目标是"韧带"。

与透明质酸注射面部提升密切相关的韧带及韧带性结构有：①颞上隔 [6]；②颞附着和眶附着 [6]；③眶外侧增厚区 [6]；④眼轮匝肌支持韧带和泪槽韧带 [17-18]；⑤颧韧带和颧皮韧带 [19]；⑥咬肌皮肤韧带 [19]；⑦上颌韧带 [2]；⑧下颌韧带和下颌间隔 [5,10]；⑨腮腺咬肌皮肤间隔 [20]。这些韧带或韧带性结构在透明质酸注射中的应用将在后文详细阐述。常见的与透明质酸注射相关的面部韧带及韧带性结构如图 2-14 所示。

目标二：深层脂肪室

如前文所述，衰老后深层脂肪以萎缩为主、下垂为辅 [6,21]，因此，面部透明质酸注射的第二个目标是深层脂肪室，如颊内侧深脂肪室、ROOF、SOOF 等，以补充衰老后丢失的容量。常见的与透明质酸注射相关的面部深层脂肪室如图 4-4 所示。

目标三：浅层脂肪室

面部浅层脂肪的命名及分界较为混乱，通常认为，浅层脂肪室的边界与知名血管的走行路径相一致 [11]。由于血管走行并不十分恒定，浅层脂肪室的边界也存在很大的个体差异。面部衰老后的浅层脂肪室以容量缺失为辅、下垂为主。某些浅层脂肪室如额中央浅层脂肪室 [12]、额外侧浅层脂肪室 [12]、颊内侧浅层脂肪室 [11] 的萎缩较为明显，也是我们填充的重要部位。而鼻唇浅层脂肪室 [11]、颊下浅层脂肪室 [11] 通常会发生下垂和容量增多，除非存在明显的容量缺失，否则不予填充。但是，由于个体差异较大，某些个体中其他部位的浅层脂肪室由于先天或后天的原因，同样存在容量的缺失并需要补充。因此，面部透明质酸注射的第三个目标是浅层脂肪室。常见的与透明质酸注射相关的面部浅层脂肪室如图 4-5 所示（注：由于不同学者对浅层脂肪室的命名不同，本图综合了各学者的研究成果，与第二章中 Rohrich 教授所描述的浅层脂肪室略有不同）。

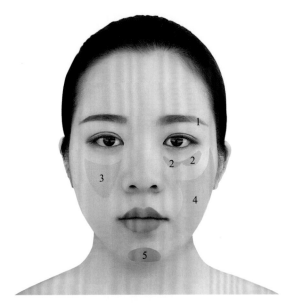

1	ROOF
2	SOOF
3	面中部深层脂肪室
4	颊脂肪垫
5	颏部深层脂肪室

图 4-4   面部深层脂肪室

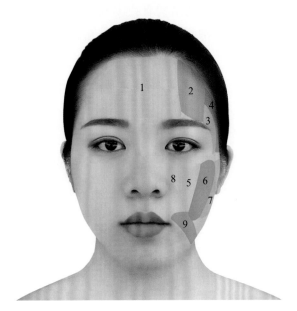

1	额中间浅层脂肪室
2	额外侧浅层脂肪室
3	颞下浅层脂肪室
4	颞上浅层脂肪室
5	颊内侧浅层脂肪室
6	颊中间浅层脂肪室
7	颊外侧浅层脂肪室
8	鼻唇浅层脂肪室
9	颊下浅层脂肪室

图 4-5   面部浅层脂肪室

目标四：皮肤

　　面部皮肤因衰老会产生色斑、质地变差和静态性皱纹的增加，上述问题可以通过注射透明质酸类或含有其他营养成分的填充剂改善。鉴于此，面部透明质酸注射的第四个目标是真皮深层。

　　综上所述，面部透明质酸注射的目标为：韧带、深层脂肪室、浅层脂肪室和皮肤。

第三节　面部透明质酸注射方式和方法

在既往的书籍中，关于面部透明质酸的注射方式有较多的阐述，注射方式可采用扇形、直线形、网格形、蕨叶形、单点式、塔形、往复式等方式（图4-6）。除单点式注射外，均采用边退边打的方式进行注射。

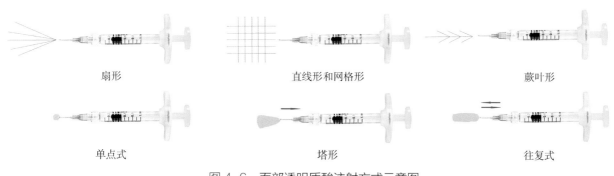

| 扇形 | 直线形和网格形 | 蕨叶形 |
| 单点式 | 塔形 | 往复式 |

图4-6　面部透明质酸注射方式示意图

注射针头可采用锐针或钝针。锐针的优点是注射精准；缺点是针对点状注射需要有效回抽且需要至少直径≥27 G的针头才可能保证有效回抽，另外对于需要均匀平铺的部位需要多次穿刺才可获得较好的效果，增加了患者的痛苦和淤青的发生。钝针的优点是对于均匀平铺部位具有较大的优势，直径≥23 G的钝针会降低进入血管的概率（直径＜23 G的钝针可视为锐针，只适合在相对无血的极浅层安全平面操作），而且钝针可以对粘连较重的区域实施适度剥离；缺点是钝针注射的精准度较锐针差（表4-1）。

表4-1　注射方式的优缺点

注射方式	针头选择	注射层次	优缺点
扇形	钝针或锐针	皮下脂肪层、面部间隙内、深层脂肪室	适用于面积较大的凹陷填充，采用钝针还可以做轻度剥离。不适用于深层的韧带周边填充提升打法
直线形和网格形	锐针	皮下脂肪、真皮内	适用于浅表小面积的凹陷填充、静态性皱纹的填充以及表浅提拉打法，如做口角提升时经常采用。缺点是不易做到均匀注射，穿刺点较多，痛感强
蕨叶形	锐针	皮下脂肪、真皮内	适用于浅表提拉打法，如鼻唇沟静态皱纹的填充。缺点是穿刺点多，痛感强，较少采用
单点式	锐针	真皮内、皮下脂肪浅层、骨膜上	尤其适用于韧带周边注射的提升打法（注意：单点注射剂量不要超过0.3 ml，同时单点注射时应在单点注射范围内少许移动针头做"小点"注射，每一个小点的注射量勿超过0.01 ml），在真皮内或皮下浅层脂肪做"水光"注射时也会采用。缺点是骨膜上注射无法做到均匀注射，增加了有症状栓塞发生的可能性，且单点剂量过大会增加透明质酸远期红肿的发生率

续表

注射方式	针头选择	注射层次	优缺点
塔形	锐针	骨膜上至皮下脂肪的各个层次	适用于骨膜上以及全层需做支撑的部位，如梨状孔周边的支撑注射。缺点是大大增加了栓塞的可能性，需术者很好地控制在皮下脂肪深层至骨膜上层次之间的用量和移动速度，对术者要求较高，故笔者不推荐采用
往复式	钝针或锐针	除骨膜上和真皮内的其他面部层次	适用于血管走行层次极不恒定的区域，如上、下唇珠。往复式注射虽然增加了针头进入血管的机会，但在控制每次极小注射量的情况下，大大降低了有症状栓塞的可能。缺点是对术者要求较高，需术者有很好的注射手感

　　基于透明质酸在面部不同部位注射时的适用性和不同针头的特点，综合安全性和可操作性等因素，笔者推荐的基本注射方式和方法为：

　　（1）深层骨膜上韧带周边提升打法可采用锐针单点式注射，注意单点为单点范围内的多个小点，每一个小点剂量小于 0.01 ml，单点总剂量勿超过 0.3 ml，采用 27 G（直径小于 27 G 的锐针并不能保证有效回抽）或直径更粗的空锐针或预充麻药（或生理盐水）的锐针，并等待 10 s 以上（由于血液黏稠或针尖贴附血管壁的原因，时间短于 10 s 常常不能有效回抽），以降低误注入骨膜上血管的可能。

　　（2）浅层和深层脂肪室的填充推荐采用 21～23 G 的钝针填充，以边退边打的方式进行，每个针道注入透明质酸的量少于 0.02 ml，轻柔操作，可有效降低误注入血管的并发症。在某些粘连较重的部位，如颧颊沟、颧弓下凹陷区等部位，可采用钝针做适度的皮下剥离，在患者接受淤青的情况下，可辅以锐针进一步剥离；注意剥离平面应为"渔网状"而并非完全分离，否则易形成透明质酸的团块状堆积。在注射浅层脂肪室的时候还应注意，有时需采用至少 2 个进针口做"网格状"注射，尤其是注射下睑泪沟区域时，以防止出现局部凸起，保证注射的均一性。

　　（3）为获得良好的支撑和提升效果，需在紧贴真皮的皮下脂肪或真皮内注射透明质酸。推荐采用直线形、蕨叶形的注射方式，用锐针以边退边打的方式进行。由于操作平面表浅，注入血管的风险大大降低，但是在存在瘢痕的眉间区域或痤疮瘢痕区域仍应注意血管栓塞的发生。另外，应控制注射的剂量和速度，防止浅层填充过量形成的"串珠样"畸形。

　　（4）静态性皱纹的透明质酸填充建议选择钝、锐针结合的方式，钝针以直线形注射皮下脂肪，同时实施剥离粘连的操作；锐针在皮下脂肪和真皮内做直线形、蕨叶形或网格形注射。

　　（5）真皮内填充低交联或无交联透明质酸可采用单点式注射。

　　（6）在某些血管走行层次不恒定的区域，如上、下唇珠部位，可使用锐针往复式注射手法，可有效防止栓塞的发生。

参考文献

[1] Mendelson BC. Surgery of the superficial musculoaponeurotic system: principles of release, vectors, and fixation. Plast Reconstr Surg, 2001, 107(6): 1545-52; discussion 1553-5, 1556-7, 1558-61.

[2] Mendelson BC, Jacobson SR. Surgical anatomy of the midcheek: facial layers, spaces, and the midcheek segments. Clin Plast Surg, 2008, 35(3): 395-404; discussion 393.

[3] Pessa JE. An algorithm of facial aging: verification of Lambros's theory by three-dimensional stereolithography, with reference to the pathogenesis of midfacial aging, scleral show, and the lateral suborbital trough deformity. Plast Reconstr Surg, 2000, 106(2): 479-88; discussion 489-90.

[4] Mendelson BC. Changes in the facial skeleton with aging: implications and clinical applications in facial rejuvenation. Aesth Plast Surg, 2012, 36(4): 753-60.

[5] Mendelson BC, Freeman ME, Wu W, et al. Surgical anatomy of the lower face: the premasseter space, the jowl, and the labiomandibular fold. Aesthetic Plast Surg, 2008, 32(2): 185-95.

[6] Surek CK, Vargo J, Lamb J. Deep pyriform space: anatomical clarifications and clinical implications. Plast Reconstr Surg, 2016, 138(1): 59-64.

[7] Moss CJ. Surgical anatomy of the ligamentous attachments in the temple and periorbital regions. Plast Reconstr Surg, 2000, 105(4): 1475-90; discussion 1491-8.

[8] Cotofana S, Gotkin RH, Frank K, et al. The functional anatomy of the deep facial fat compartments: a detailed imaging-based investigation. Plast Reconstr Surg, 2019, 143(1): 53-63.

[9] Rohrich RJ, Pessa JE, Ristow B. The youthful cheek and the deep medial fat compartment. Plast Reconstr Surg, 2008, 121(6): 2107-12.

[10] Reece EM, Pessa JE, Rohrich RJ. The mandibular septum: anatomical observations of the jowls in aging—implications for facial rejuvenation. Plast Reconstr Surg, 2008, 121(4): 1414-20.

[11] Schenck TL, Koban KC, Schlattau A, et al. The functional anatomy of the superficial fat compartments of the face: a detailed imaging study. Plast Reconstr Surg, 2018, 141(6): 1351-9.

[12] Cotofana S, Mian A, Sykes JM, et al. An update on the anatomy of the forehead compartments. Plast Reconstr Surg, 2017, 139(4): 864e-72e.

[13] Byung Jun Kim. Development of facial rejuvenation procedures: thirty years of clinical experience with face lifts. Arch Plast Surg, 2015, 42(5): 521-31.

[14] de Maio M, DeBoulle K, Braz A et al. Alliance for the Future of Aesthetics Consensus Committee. Facial assessment and injection guide for botulinum toxin and injectable hyaluronic acid fillers: focus on the midface. Plast Reconstr Surg, 2017, 140(4): 540e-50e.

[15] de Maio M, Wu WTL, Goodman GJ, et al. Alliance for the Future of Aesthetics Consensus Committee. Facial assessment and injection guide for botulinum toxin and injectable hyaluronic acid fillers: focus on the lower face. Plast Reconstr Surg, 2017, 140(3): 393e-404e.

[16] de Maio M, Swift A, Signorini M, et al. Aesthetic Leaders in Facial Aesthetics Consensus Committee. Facial assessment and injection guide for botulinum toxin and injectable hyaluronic acid fillers: focus on the upper Face. Plast Reconstr Surg, 2017, 140(2): 265e-76e.

[17] Wong CH, Hsieh MK, Mendelson B. The tear trough ligament: anatomical basis for the tear trough deformity. Plast Reconstr Surg, 2012, 129(6): 1392-402.

[18] Yang C, Zhang P, Xing X. Tear trough and palpebromalar groove in young versus elderly adults: a sectional anatomy study. Plast Reconstr Surg, 2013, 132(4): 796-808.

[19] Yeui Seok Seo, Jennifer Kim Song, Tae Suk Oh, et al. Review of the nomenclature of the retaining ligaments of the cheek: frequently confused terminology. Arch Plast Surg, 2017, 44(4): 266-275.

[20] Pilsl U, Anderhuber F. The septum subcutaneum parotideomassetericum. Dermatol Surg, 2010, 36(12): 2005-8.

[21] Ramanadham SR, Rohrich RJ. Newer understanding of specific anatomic targets in the aging face as applied to injectables: superficial and deep facial fat compartments—an evolving target for site-specific facial augmentation. Plast Reconstr Surg, 2015, 136(5 Suppl): 49S-55S.

第五章

透明质酸注射面部分区

根据血管、脂肪室、韧带的解剖特点，以及每个部位的注射目的、安全性、有效性和美学的考量，笔者将全面部做如下分区（图 5-1）。

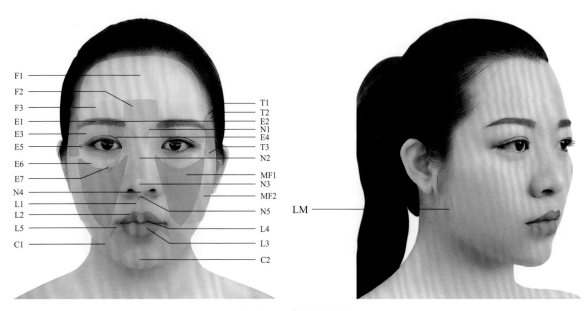

图 5-1　全面部分区

C1　颏部过渡区　木偶纹延长线外侧 0.5 ~ 1 cm-下颌缘交点与口角垂线-下颌缘交点之间的区域。

C2　颏部正中区　①双侧外侧界：双侧口角垂线-下颌缘交点；②上界：颏前点；③下界：颏下点。C1 区为上述 4 点围成的椭圆形区域。

E1　眉弓外侧区　眶上动脉出眶上缘处外侧 5 mm 的垂线至眶外侧缘垂线的眉弓体表投影区域。

E2　眉弓内侧区　眶上动脉出眶上缘处外侧 5 mm 的垂线至滑车上动脉出眶上缘处垂线的眉弓体表投影区域。

E3　上睑外侧区　①上界：眶上缘；②下界：上睑缘；③内侧界：眶上动脉出眶上缘处外侧 5 mm 的垂线；④外侧界：眶外侧缘垂线。

E4　上睑内侧区　①上界：眶上缘；②下界：上睑缘；③外侧界：眶上动脉出眶上缘处外侧 5 mm 的垂线；④内侧界：眶内侧缘垂线。

E5 眶外侧区　眶外侧以颧额缝为中心的直径约 5 mm 的圆形区域。

E6 睑颧沟区　①内侧界：瞳孔中线垂线；②外侧界：眶外侧缘垂线。E6 区为位于上述内外侧边界之间的沟槽。

E7 泪沟区　①内侧界：眶内侧缘垂线；②外侧界：瞳孔中线垂线。E7 区为位于上述内外侧边界之间的沟槽。

F1 颞线以内的额部其他区域　①双侧外侧界：双侧颞线；②上界：发际线；③下界：距眶上缘以上 1.5 cm 的水平线，即眶上动脉和滑车上动脉出眶上缘处以上 1.5 cm 水平线。

F2 眉间区　①双侧外侧界：双侧眶内侧缘垂线；②上界：距眶上缘以上 1.5 cm 的水平线；③下界：经眉头-对侧内眦连线交点的水平线。

F3 眶上动脉和滑车上动脉以上 1.5 cm 范围　①双侧外侧界：双侧颞线；②上界：距眶上缘以上 1.5 cm 的水平线，即眶上动脉和滑车上动脉出眶上缘处以上 1.5 cm 的水平线；③下界：眶上缘水平线。

L1 人中嵴　上唇白唇 2 条嵴状凸起。

L2 唇线　上下唇红白唇交界区。

L3 上、下唇珠　上唇珠：位于上唇人中嵴之间的红唇凸起。下唇珠：2 个，位于下唇相对上唇珠外侧边界唇线以外的球形凸起。

L4 唇体　外露红唇部分。

L5 木偶纹（口角下区）　降口角肌体表投影区。

LM 咬肌后侧下颌角投影区　下颌角转角处咬肌下半部分的体表投影区。

MF1 前面颊区　①外侧界：Ogee line（将在第七章中面部透明质酸注射部分详述）；②内侧界：沿内眦-鼻外侧壁-鼻唇沟连线；③上界：泪沟-睑颧沟之间弧形连线；④下界：口角-耳垂连线。

MF2 后面颊区　①内侧界：Ogee line；②外侧界：沿发际线-耳前皱襞连线；③上界：颧弓下缘水平线；④下界：口角-耳垂连线。

N1 鼻根眉头延长线　为左右各 1 处三角形区域。①内侧界：眉头-对侧内眦连线；②外侧界：鼻根点水平线-鼻背亮线交点与眉头连线；③上界：眉头；④下界：鼻根点水平线。

N2 鼻背　①上界：鼻根点水平线；②双侧外侧界：双侧鼻背亮线；③下界：鼻尖上点水平线。

N3 鼻尖　①上界：鼻尖上点水平线；②双侧外侧界：双侧鼻尖点垂线；③下界：鼻尖下点水平线。

N4 鼻小柱　①上界：鼻尖下点水平线；②双侧外侧界：双侧鼻小柱外侧缘；③下界：鼻唇角水平线。

N5 鼻棘　以中垂线-鼻唇角水平线交点为中点的直径 5 mm 区域。

T1 颞额交界过渡区　①内侧界：沿颞线为中心前 5 mm 切线；②外侧界：沿颞线为中心后 5 mm 切线；③上界：发际线；④下界：眉弓。

T2 颞部其他区域　①上界：沿颞线为中心后 5 mm 切线；②内侧界：眶外侧缘沿线；③外侧界：发际线；④下界：颧弓中轴线水平线以上 1~1.5 cm 水平线。

T3 颞颊交界过渡区　①上界：颧弓中轴线水平线以上 1~1.5 cm 水平线；②内侧界：眶外侧缘沿线；③外侧界：发际线；④下界：颧弓中轴线水平线。

第六章

上面部透明质酸注射

本章将详述上面部（额部、眉弓和颞部）的解剖、分区、材料选择、注射顺序、注射方法和注意事项（图 6-1、表 6-1、图 6-2）。

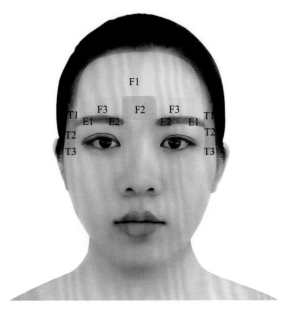

E1 眉弓外侧区

E2 眉弓内侧区

F1 颞线以内的额部其他区域

F2 眉间区

F3 眶上动脉和滑车上动脉以上 1.5 cm 范围

图 6-1　上面部注射分区

表 6-1　上面部 12 步法结构复位提升

顺序	命名	注射区域	层次	针头	总剂量（ml）	材料	进针点	备注	注射目标区域
1	UD1	E1（眉弓外侧）	骨膜上（ROOF 内）	锐针	0.25 ~ 0.5	软	眉弓外侧 2/3 区域 2 ~ 3 针	适应证：伴有外侧眉下垂，额部比例偏小者	眶附着、颞附着
2	US1	E1、E2（全部眉弓）	紧贴皮下的浅层脂肪	钝针	0.05 ~ 0.2	软	眉弓外侧	适应证：需要全眉弓隆起时可采用	眉部皮下脂肪
3	UD2	F1（颞线与发际线交界）	骨膜上（额间隙）	锐针	0.1 ~ 0.3	硬	颞线与发际线交界	适应证：眉外侧下垂时可采用	上部颞上隔

续表

顺序	命名	注射区域	层次	针头	总剂量（ml）	材料	进针点	备注	注射目标区域
4	UD3	F1（额部其他区域）	骨膜上（额间隙）	钝针或锐针	0.5～2.0	软	钝针入口：颞线切线内侧5 mm与额部水平中线交界。锐针：凹陷区域多点	适应证：额部凹陷、额颞部比例欠佳者	额间隙
5	US2	F1（额部其他区域）	皮下浅层脂肪	钝针	0.2～1.0	软	颞线切线内侧5 mm与额部水平中线交界	适应证：当骨膜上注射仍未完全矫正时可采用	额部皮下脂肪
6	US3	F3（眶上动脉和滑车上动脉以上1.5 cm范围）	皮下浅层脂肪	钝针	0.3～0.5	软	颞线切线内侧5 mm与额部水平中线交界	适应证：F3区域凹陷；部分区域（F3区域的眉弓外1/3～1/2区域）可采用锐针骨膜上注射	额部皮下脂肪、额间隙
7	UD4	F2（眉间区）	骨膜上（额间隙）	锐针	0.05～0.2	软	额部中线位置1～2点	适应证：眉间区域凹陷	额间隙
8	US4	F2（眉间区）	紧贴皮下浅层脂肪	钝针	0.05～0.2	软	颞线切线内侧5 mm与额部水平中线交界	适应证：眉间静态性皱纹；当骨膜上注射仍未完全矫正时	眉间皮下脂肪
9	UD5	T2（颞部其他区域中与发际线交界处）	骨膜上	锐针	0.2～1.0	硬	颞部其他区域中与发际线交界处	适应证：颞部凹陷。注意空针回抽，缓慢推注	骨膜上
10	UD6	T2（T2中除与发际线交界处的其他颞部区域）	骨膜上或颞间隙	骨膜上：锐针 颞间隙：钝针	0.3～1.5	硬	骨膜上注射时于凹陷处注射1～8个点，每点勿超过0.3 ml。颞间隙注射入口：颞线切线内侧5 mm与额部水平中线交界	适应证：颞部凹陷。锐针注射时注意空针回抽，缓慢推注。钝针注射时注意颞间隙内的前哨静脉	骨膜上或颞间隙
11	US5	T1（颞额交界过渡区）	皮下浅层脂肪	钝针	0.1～0.3	软或硬	颞线切线内侧5 mm与额部水平中线交界	适应证：当骨膜上注射后额颞部过渡欠佳时	皮下浅层脂肪
12	US6	T3（颞颊交界过渡区，颧弓水平线上1～1.5 cm区域）	皮下浅层脂肪	钝针	0.1～0.3	软或硬	眉弓外侧	适应证：当骨膜上注射后额颞部过渡欠佳时。注意在患者立位注射，适量，否则易造成立位时注射透明质酸后的颞部软组织呈下垂状态	皮下浅层脂肪

说明：数字顺序代表注射顺序。U：upper，上部；D：deep，深层；S：superfacial，浅层。

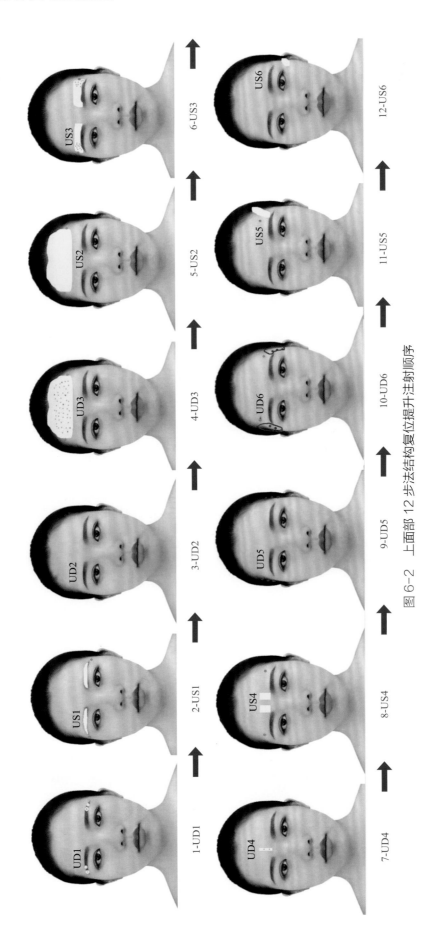

图6-2　上面部12步法结构复位提升注射顺序

第一节 额部透明质酸注射

额部钝、锐针注射透明质酸的常用进针点如图 6-3 所示。

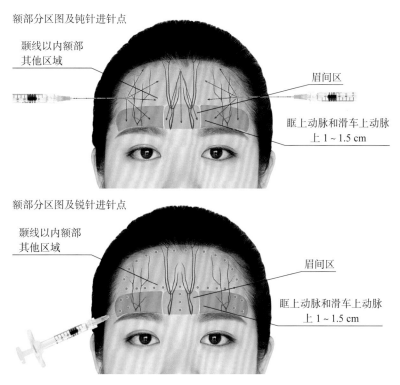

额部分区图及钝针进针点

颞线以内额部其他区域

眉间区

眶上动脉和滑车上动脉上 1 ~ 1.5 cm

额部分区图及锐针进针点

颞线以内额部其他区域

眉间区

眶上动脉和滑车上动脉上 1 ~ 1.5 cm

图 6-3 额部钝、锐针注射透明质酸的常用进针点

一、相关实体解剖（图 6-4 ~ 6-6）

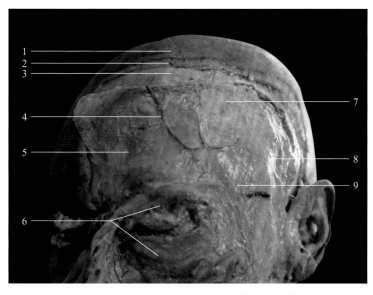

1 皮肤
2 皮下脂肪
3 骨膜
4 颞浅动脉额支的分支
5 额肌
6 眼轮匝肌
7 颞浅筋膜
8 颞浅动脉额支
9 眼轮匝肌外侧降肌

图 6-4 额部前面观：额部层次

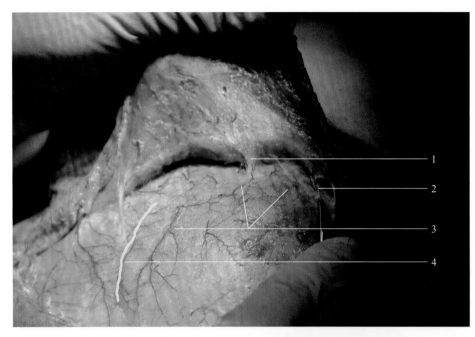

1　眶上动脉
2　滑车上动脉
3　眶上动脉和滑车上动脉骨膜支
4　眶上神经支配头皮的分支

图6-5　额部头侧观

注意观察眶上动脉（1）、滑车上动脉（2）、眶上动脉和滑车上动脉骨膜支（3）。眶上动脉和滑车上动脉于近眶上缘1～2 cm处分为肌支和骨膜支。在额间隙注射透明质酸时，在钝针感知近眶上缘处存在粘连或者凹陷不易被填充起来时，即提示该处为分支区域，也是危险区域。黄色曲线4示意眶上神经支配头皮感觉的最外侧分支，该神经走行较深，紧贴骨膜，贴近颞上隔走行，钝针反复划伤可导致支配区短期的感觉障碍

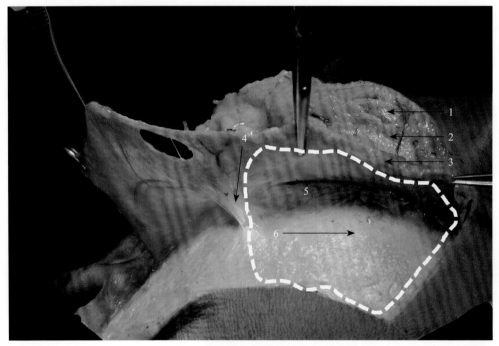

1　额部皮肤
2　皮下脂肪
3　额肌
4　颞上隔
5　额间隙
6　额骨骨膜

图6-6　额部头侧观

注意观察额间隙和颞上隔。额部分层：第1层皮肤（1），第2层皮下脂肪（2），第3层额肌（3），第4层额间隙（5），第5层骨膜（6）

二、额部各分区注射具体方法及注意事项

（一）颞线以内的额部其他区域（F1区）

1.**层次** ①骨膜上（主要采用21～23 G钝针，入针口为颞线切线内侧5 mm与额部水平中线交界；也可以采用锐针骨膜上注射，主要用于钝针注射未完全调整平整的部位）；②皮下脂肪层（21～23 G钝针，入针口为颞线切线内侧5 mm与额部水平中线交界）（图6-7）。

2.**材料选择** 交联度低的柔软产品。

3.**注意事项** 注意接近颞线区域有眶上神经支配头皮的感觉支，纵行走行于额间隙内，钝针横行于额间隙注射透明质酸时易伤及该神经支，务必轻柔操作。

（二）眉间区（F2区）

1.**层次** ①骨膜上（中线部位可以采用锐针骨膜上注射，面部血管的走行规律为越向中线处越表浅，因此中线处骨膜上不存在粗大血管，但是也要注意不能单点注射超过0.02 ml，防止有症状栓塞的发生）；②皮下脂肪层（除中线部位的眉间区采用21～23 G钝针，入针口为颞线切线内侧5 mm与额部水平中线交界）（图6-8）。

2.**材料选择** 交联度低的柔软产品。

3.**注意事项** 眉间区是栓塞高发区，主要为眶上动脉或滑车上动脉的骨膜支或肌支的栓塞，因此除中线部位注射于骨膜上之外，其他部位建议采用钝针紧贴真皮下注射，以降低风险。

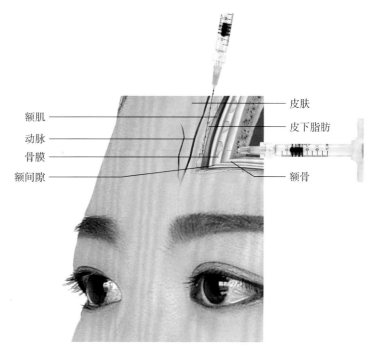

额肌　　　　　　　　　　　皮肤
动脉　　　　　　　　　　　皮下脂肪
骨膜
额间隙　　　　　　　　　　额骨

图6-7 F1区注射示意图

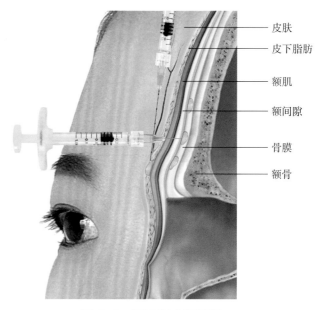

皮肤
皮下脂肪
额肌
额间隙
骨膜
额骨

图6-8 F2区注射示意图

（三）眶上动脉和滑车上动脉上 1 ~ 1.5 cm 区域（F3 区）

1. 层次　①皮下脂肪层（21 ~ 23 G 钝针，入针口为颞线切线内侧 5 mm 与额部水平中线交界）；②骨膜上（锐针可注射 F3 区域的眉弓外 1/3 ~ 1/2 区域，该区域范围可在触及眶上动脉孔后适当调整）（图 6-9）。

2. 材料选择　交联度低的柔软产品。

3. 注意事项　眶上动脉或滑车上动脉的骨膜支在离开眶缘后 1 ~ 1.5 cm 之内分出骨膜支和肌支，在该区域无论采用钝针或锐针注射，压力大、剂量大的情况下会发生反流而导致视网膜中央动脉栓塞，压力小、剂量大的情况下也可能

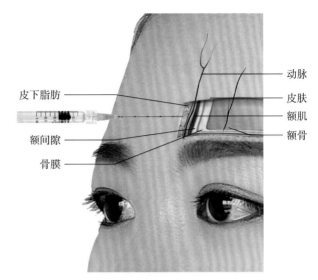

图 6-9　F3 区注射示意图

会发生反流而导致皮支栓塞，压力小、剂量小的情况下可能会发生骨膜支的栓塞。因此该区域在骨膜上（额间隙）注射为危险区域，不建议采用。如该区域凹陷较重，可在 F1 区与 F3 区交界处用钝针在骨膜上多量注射后，将透明质酸自 F1 区向 F3 区挤压塑形（但必须在确保无动脉出血的情况下才可以采用）。

三、额部注射典型案例（图 6-10 ~ 6-14）

顺序	命名	注射区域	层次	针头	总剂量（ml）	材料	进针点	备注	注射目标区域
3	UD2	F1（颞线与发际线交界）	骨膜上（额间隙）	锐针	0.1 ~ 0.3	硬	颞线与发际线交界	适应证：眉外侧下垂时可采用	上部颞上隔
4	UD3	F1（额部其他区域）	骨膜上（额间隙）	钝针或锐针	0.5 ~ 2.0	软	钝针入口：颞线切线内侧 5 mm 与额部水平中线交界。锐针：凹陷区域多点	适应证：额部凹陷、额颞部比例欠佳者	额间隙
5	US2	F1（额部其他区域）	皮下浅层脂肪	钝针	0.2 ~ 1.0	软	颞线切线内侧 5 mm 与额部水平中线交界	适应证：当骨膜上注射仍未完全矫正时可采用	额部皮下脂肪
6	US3	F3（眶上动脉和滑车上动脉以上 1.5 cm 范围）	皮下浅层脂肪	钝针	0.3 ~ 0.5	软	颞线切线内侧 5 mm 与额部水平中线交界	适应证：F3 区域凹陷；部分区域（F3 区域的眉弓外 1/3 ~ 1/2 区域）可采用锐针骨膜上注射	额部皮下脂肪、额间隙

续表

顺序	命名	注射区域	层次	针头	总剂量（ml）	材料	进针点	备注	注射目标区域
7	UD4	F2（眉间区）	骨膜上（额间隙）	锐针	0.05~0.2	软	额部中线位置1~2点	适应证：眉间区域凹陷	额间隙
8	US4	F2（眉间区）	紧贴皮下浅层脂肪	钝针	0.05~0.2	软	颞线切线内侧5 mm与额部水平中线交界	适应证：眉间静态性皱纹；当骨膜上注射仍未完全矫正时	眉间皮下脂肪

说明：数字顺序代表注射顺序。U：upper，上部；D：deep，深层；S：superfacial，浅层。

上面部 12 步法结构复位提升注射顺序

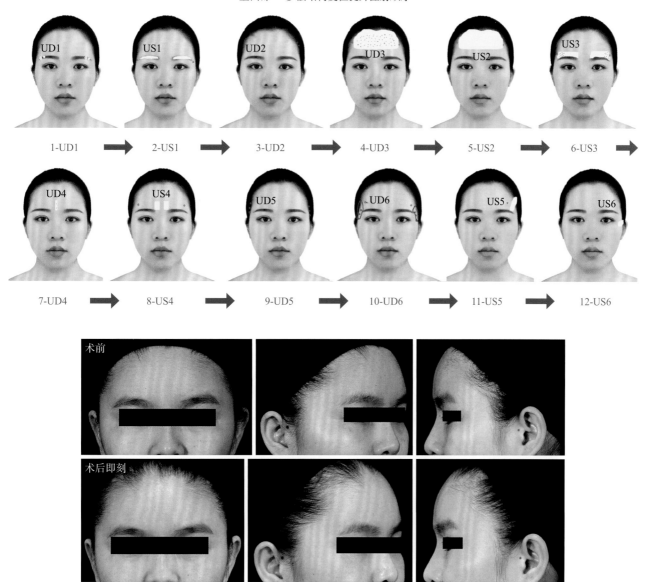

1-UD1 → 2-US1 → 3-UD2 → 4-UD3 → 5-US2 → 6-US3 →

7-UD4 → 8-US4 → 9-UD5 → 10-UD6 → 11-US5 → 12-US6

图 6-10 额部注射典型案例 1

额部注射透明质酸剂量 1.6 ml（额间隙 UD3：1.0 ml；皮下层单侧 US2、US3：0.2 ml，单侧 US5：0.1 ml）。注意视觉上颞线的外移使额颞部比例变大

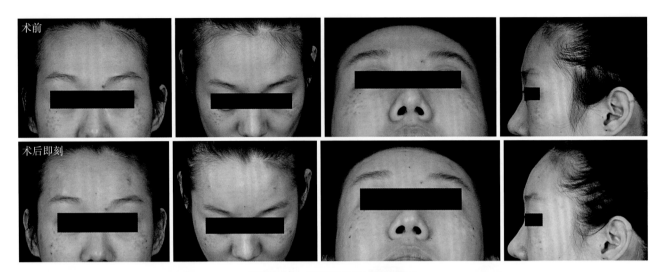

图 6-11　额部注射典型案例 2

额部注射透明质酸剂量 1.3 ml（额间隙 UD3：0.8 ml；皮下层单侧 US2、US3：0.15 ml，单侧 US5：0.1 ml）

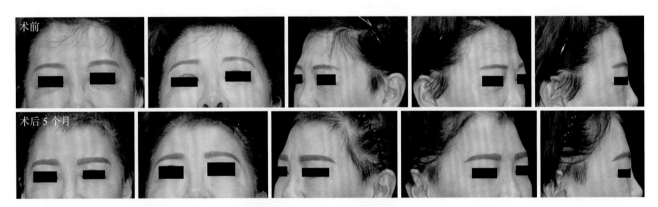

图 6-12　额部注射典型案例 3

额部注射透明质酸剂量 1.0 ml（额间隙 UD3：1.0 ml）

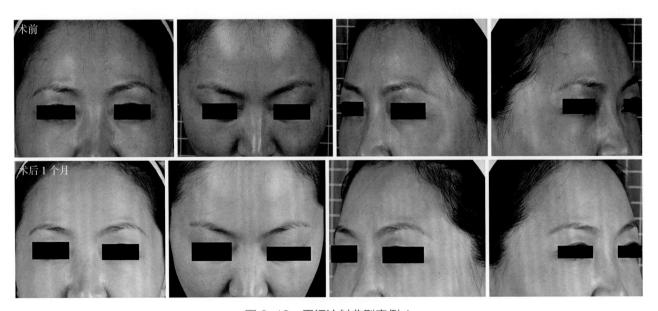

图 6-13　眉间注射典型案例 1

眉间注射透明质酸剂量 0.15 ml（额间隙 UD4：0.1 ml；皮下 US4：0.05 ml）。该患者联合肉毒毒素注射治疗眉间纹

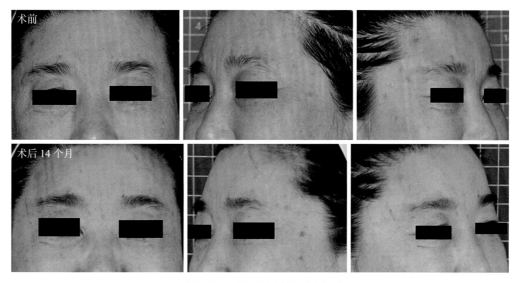

图 6-14　眉间注射典型案例 2

眉间注射透明质酸剂量 0.25 ml（额间隙 UD4：0.15 ml；皮下 US4：0.1 ml）。注意由于钝针的剥离刺激作用，当透明质酸几乎消失的情况下仍可见真性皱纹的减轻。该患者首次治疗时联合了肉毒毒素注射治疗眉间纹，术后 14 个月内未做任何治疗

第二节　眉弓透明质酸注射

一、相关实体解剖（图 6-15、6-16）

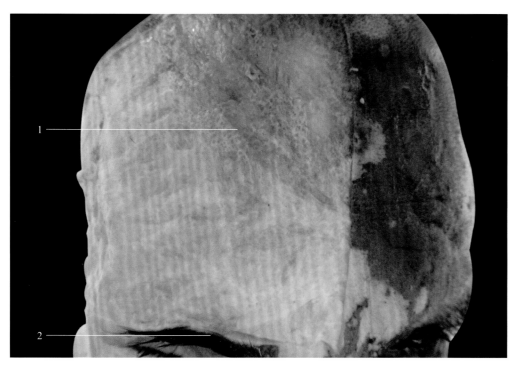

1　额部皮下脂肪
2　眉毛

图 6-15　右侧额部正面观

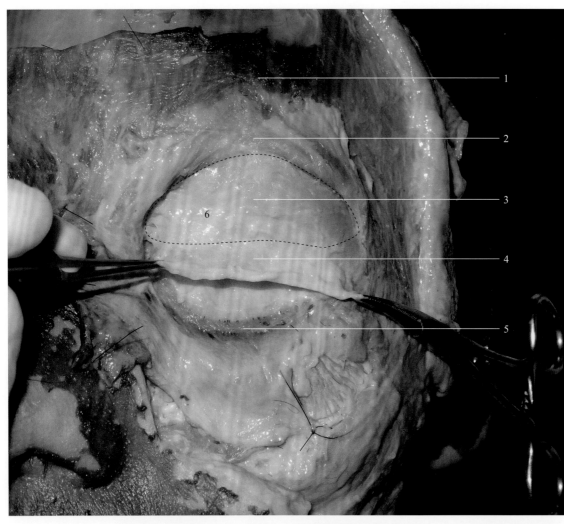

1 额肌
2 眼轮匝肌
3 ROOF
4 眶隔
5 上睑缘
6 上眶隔前
　间隙

图 6-16　左侧面部正面观

可见额肌和眼轮匝肌在眉弓处融汇，眼轮匝肌后脂肪（ROOF）位于眼轮匝肌下

二、眉弓各分区注射具体方法及注意事项

（一）眉弓外侧区（E1区）

1. **层次**　皮下脂肪层（21～23 G 钝针，入针口为眉外侧）、骨膜上（锐针）（图 6-17）。

2. **材料选择**　交联度低的柔软产品。

3. **注意事项**　注射眉弓外侧区时，目标区域为眶附着和颞附着下方及周边区域，即眶周隔以上位置。应将眉部软组织向头侧牵拉的同时，将透明质酸注射于骨性眉弓上。

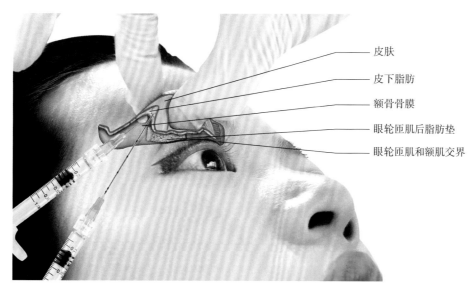

皮肤
皮下脂肪
额骨骨膜
眼轮匝肌后脂肪垫
眼轮匝肌和额肌交界

图 6-17　E1 区注射示意图

（二）眉弓内侧区（E2 区）

1. **层次**　皮下脂肪层（21 ~ 23 G 钝针，入针口为眉外侧）（图 6-18）。
2. **材料选择**　交联度低的柔软产品。
3. **注意事项**　钝针注射时应尽量贴近真皮下，注意眶上动脉和滑车上动脉分支的走行层次，轻柔操作。

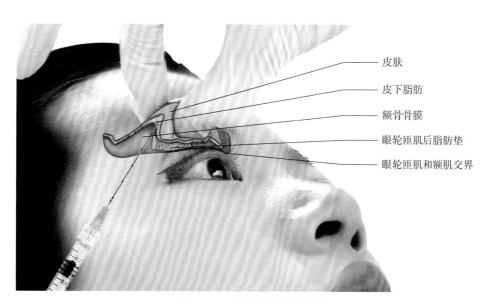

皮肤
皮下脂肪
额骨骨膜
眼轮匝肌后脂肪垫
眼轮匝肌和额肌交界

图 6-18　E2 区注射示意图

三、眉弓注射典型案例（图 6-19、6-20）

顺序	命名	注射区域	层次	针头	总剂量（ml）	材料	进针点	备注	注射目标区域
1	UD1	E1（眉弓外侧）	骨膜上（ROOF 内）	锐针	0.25 ~ 0.5	软	眉弓外侧 2/3 区域 2 ~ 3 针	适应证：伴有外侧眉下垂，额部比例偏小者	眶附着、颞附着
2	US1	E1、E2（全部眉弓）	紧贴皮下的浅层脂肪	钝针	0.05 ~ 0.2	软	眉弓外侧	适应证：需要全眉弓隆起时可采用	眉部皮下脂肪

说明：数字顺序代表注射顺序。U：upper，上部；D：deep，深层；S：superfacial，浅层。

上面部 12 步法结构复位提升注射顺序

1-UD1 → 2-US1 → 3-UD2 → 4-UD3 → 5-US2 → 6-US3 →

7-UD4 → 8-US4 → 9-UD5 → 10-UD6 → 11-US5 → 12-US6

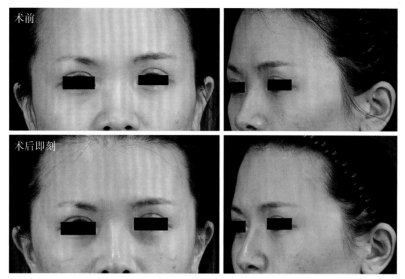

图 6-19　眉弓注射典型案例 1

单侧眉弓注射透明质酸剂量 0.3 ml（皮下 US1：0.1 ml，骨膜上 UD1：0.2 ml）

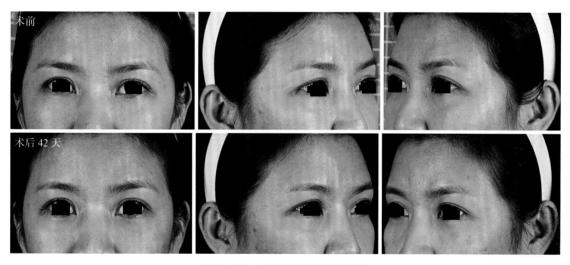

图 6-20　眉弓注射典型案例 2

单侧眉弓注射透明质酸剂量 0.25 ml（骨膜上 UD1：0.25 ml），可见外侧重睑遮盖减轻

第三节　颞部透明质酸注射

一、相关实体解剖（图 6-21～6-29）

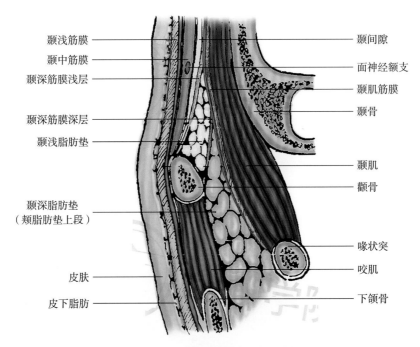

颞浅筋膜

颞中筋膜

颞深筋膜浅层

颞深筋膜深层

颞浅脂肪垫

颞深脂肪垫
（颊脂肪垫上段）

皮肤

皮下脂肪

颞间隙

面神经额支

颞肌筋膜

颞骨

颞肌

颧骨

喙状突

咬肌

下颌骨

图 6-21　颞部解剖层次示意图

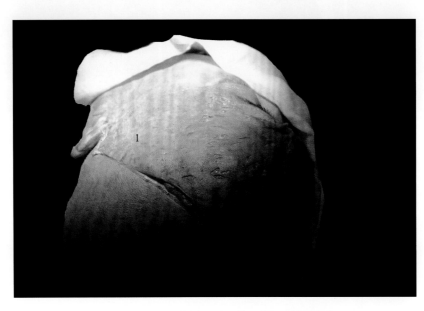

1　皮肤

图 6-22　第一层：颞部皮肤

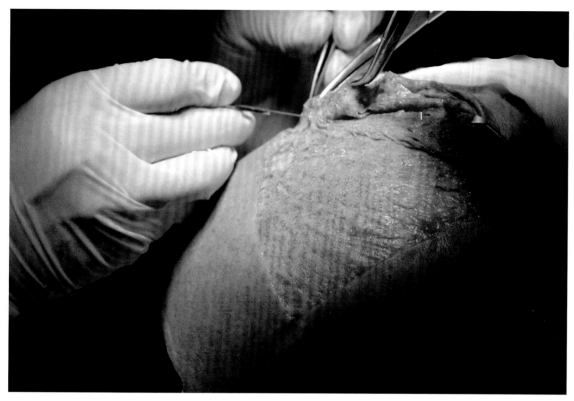

1 皮肤
2 皮下脂肪

图 6-23 第二层：颞部皮下脂肪（颞部透明质酸注射的第一个安全层次）

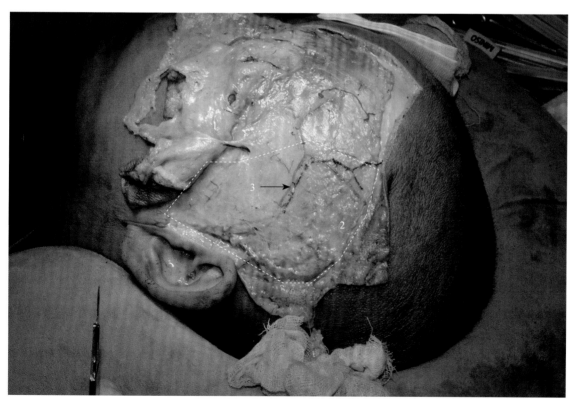

1 皮下脂肪
2 颞浅筋膜
3 颞浅动脉
　 额支

图 6-24 第三层：颞浅筋膜，其内走行颞浅动、静脉

图中可见颞浅筋膜内的颞浅动脉额支（由于颞部皮下脂肪与颞浅筋膜粘连紧密，故在皮下脂肪注射透明质酸时适宜采用钝针，在紧贴真皮下的皮下脂肪内，以边退边打的方式轻柔操作，减少发生误注入颞浅动脉的并发症）

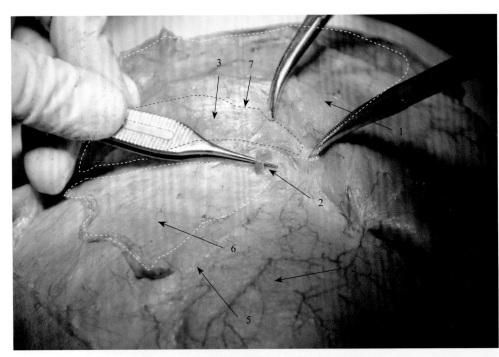

图 6-25　第四层：颞中筋膜；第五层：颞间隙；第六层：颞深筋膜浅层

1　颞浅筋膜
2　前哨静脉
3　颞中筋膜
4　颞骨骨膜
5　颞上隔断开后遗迹
6　颞深筋膜浅层
7　颞下隔断开后遗迹

颞下隔是颞深筋膜与颞中筋膜、颞浅筋膜形成的相对紧密的连接结构，将颞间隙分成颞上间隙和颞下间隙，但国人的颞下隔多较为薄弱，极易被钝针穿破。颞中筋膜内走行面神经的额支，有时面神经颞支的一部分也走行其内。2 指示前哨静脉，是颞部浅静脉与颞中静脉之间的交通支，位于眶外侧缘直径约 2 cm 的半弧形区域内，于颞间隙注射透明质酸时应注意勿伤及此结构

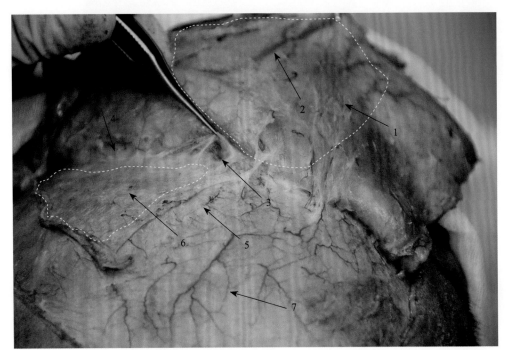

1　颞浅筋膜
2　颞浅动脉额支
3　颞中静脉
4　颞浅脂肪垫
5　颞上隔断开后遗迹
6　颞深筋膜浅层
7　颞骨骨膜

图 6-26　第四层：颞中筋膜；第五层：颞间隙；第六层：颞深筋膜浅层

颞浅筋膜与颞中筋膜粘连紧密，有学者将之合称为颞顶筋膜。颞深筋膜的浅层包绕颧弓的前面，颞深筋膜的深层包绕颧弓的后面，两者之间形成一个"人"字形的空隙，位于颧弓上方约 5 cm 之内的范围，其内被颞浅脂肪垫填充，并有颞中静脉走行其内。由于颞深筋膜浅层较为致密，在轻柔操作下不易被钝针穿破而伤及颞中静脉，因此在颞间隙注射透明质酸较为安全（颞部透明质酸注射的第二个安全层次：颞间隙）

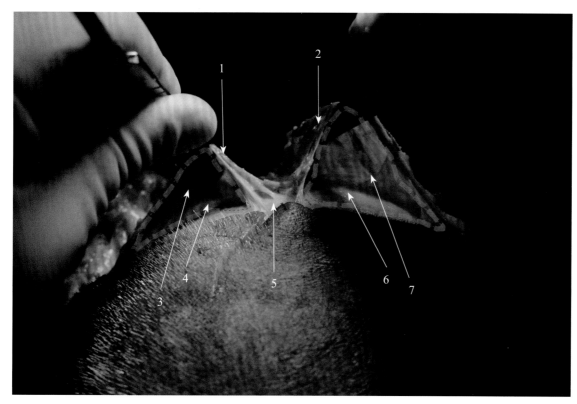

1	颞浅筋膜
2	额肌
3	颞间隙
4	颞深筋膜浅层
5	颞上隔
6	额骨骨膜
7	额间隙

图 6-27　第五层：颞间隙。颞间隙和额间隙被颞上隔分开

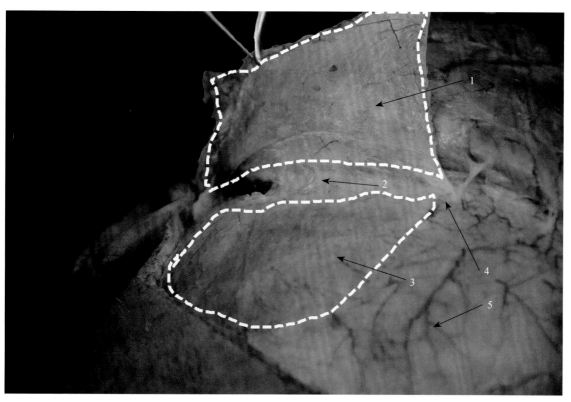

1	颞深筋膜浅层
2	颞浅脂肪垫
3	颞深筋膜深层与颞肌筋膜紧密粘连
4	颞上隔断开后遗迹
5	额骨骨膜

图 6-28　第七层：颞深筋膜深层；第八层：颞肌筋膜

颞深筋膜深层与颞肌筋膜在颧弓以上区域紧密粘连，近颧弓处分开。颞深筋膜深层包绕颧弓的深面。颞深筋膜深层和颞肌筋膜之间同样形成一个"人"字形的空隙，其内被颞深脂肪垫（即颊脂肪垫的颞突）占据。2 指示颞浅脂肪垫

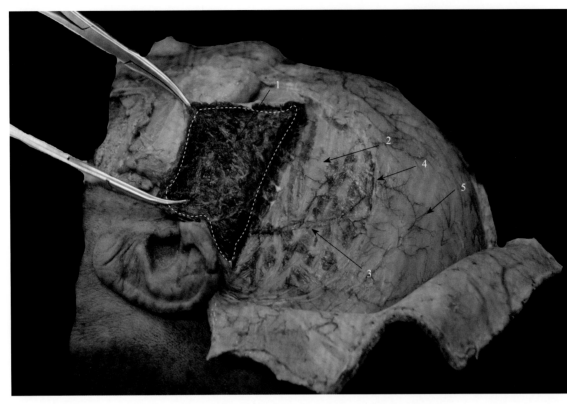

1　颞肌
2　颞骨
3　颞深动脉
　　中央支
4　颞上隔断
　　开后遗迹
5　额骨骨膜

图6-29　第九层：颞肌；第十层：颞骨

部分个体颞骨缺失骨膜，作者推测其可能原因是额骨骨膜与颞深筋膜浅层为同一个层次，因此部分颞骨骨膜缺失。请注意3指示颞深动脉中央支，该动脉紧贴颞骨，体表投影位置在发际线上下1 cm左右，因此在颞肌下注射时必须采用锐性空针或者预充麻药的锐针做有效回抽，等待至少10 s后再于颞肌下注射透明质酸。颞肌在接近颧弓上1~1.5 cm的位置时，其附着力明显下降，因此在该区域骨膜上注射时易发生透明质酸向颊脂肪垫内流动的情况，应避免在该区域做骨膜上注射。另外请注意颞肌深、浅层内有营养血管杂乱无章地走行于各个层次，提示颞肌内并非注射安全层次（颞部注射的第三个安全层次：颞骨上——必须有效回抽）

二、颞部各分区注射具体方法及注意事项

（一）颞额交界过渡区，即颞线上下1 cm的颞线过渡区（T1区）

1. **层次**　皮下脂肪层（21~23 G钝针，入针口为颞线切线内侧5 mm与额部水平中线交界）（图6-30）。

2. **材料选择**　首选交联度低的柔软产品，次选交联度高的稍硬的产品。

3. **注意事项**　该区域的皮下层注射可以顺滑额部与颞部的过渡。如在颞间隙或其他颞部分区骨膜上注射后仍呈现过渡不自然现象时，可增加该区的皮下层注射。

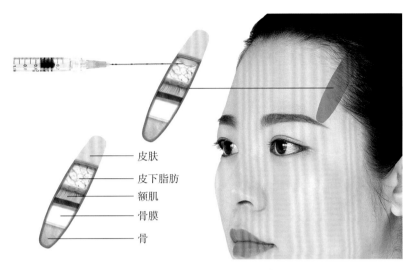

图 6-30　颞额交界过渡区（T1 区）注射示意图

（二）除过渡区之外的颞部其他区域（T2 区）

1. **层次**　①骨膜上（采用锐针骨膜上注射）；②颞间隙（21 ~ 23 G 钝针，入针口为颞线切线内侧 5 mm 与额部水平中线交界）（图 6-31）。

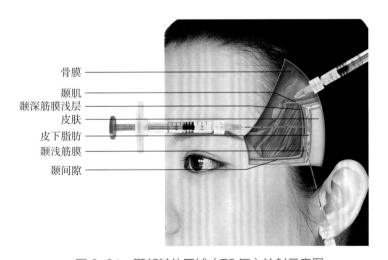

图 6-31　颞部其他区域（T2 区）注射示意图

2. **材料选择**　首选交联度高的稍硬的产品，次选交联度低的柔软产品。

3. **注意事项**　骨膜上注射时注意采用空针或带麻药或生理盐水的针头回抽，并等待 10 s 左右。部分患者可能存在紧贴于骨面的颞深动脉中央支或骨膜穿支，存在注射风险。

于颞间隙层次注射时注意近眉弓外侧直径 2 cm 的半圆形区域为前哨静脉位置（某些表浅静脉较清晰的患者可见浅静脉向眉弓外侧集中区域即为前哨静脉的体表投影区域），注意轻柔操作。

颞间隙钝针注射的入口不选择发际内的原因是头发为易污染区域，不易彻底消毒。

（三）颞颊交界过渡区，即颧弓水平线上1~1.5 cm的颧弓过渡区（T3区）

1. 层次　皮下脂肪层（21~23 G钝针，入针口为眉外侧）（图6-32）。

2. 材料选择　首选交联度低的柔软产品，次选交联度高的稍硬的产品。

3. 注意事项　该区域由于颞肌开始出现漂浮，附着于颞骨的附着力减弱，注射于骨膜上层次易发生透明质酸向颊脂肪垫内流动。该区域的皮下层注射可以顺滑颧弓与颞部的过渡。如在颞间隙或其他颞部分区骨膜上注射后仍呈现过渡不自然现象时，可增加该区的皮下层注射。

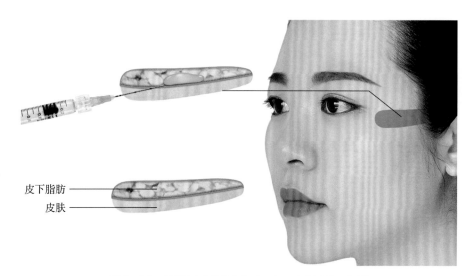

皮下脂肪
皮肤

图6-32　颞颊交界过渡区（T3区）注射示意图

三、颞部注射典型案例（图6-33、6-34）

顺序	命名	注射区域	层次	针头	总剂量（ml）	材料	进针点	备注	注射目标区域
9	UD5	T2（颞部其他区域中与发际线交界处）	骨膜上	锐针	0.2~1.0	硬	颞部其他区域中与发际线交界处	适应证：颞部凹陷。注意空针回抽，缓慢推注	骨膜上
10	UD6	T2（T2中除与发际线交界处的其他颞部区域）	骨膜上或颞间隙	骨膜上：锐针　颞间隙：钝针	0.3~1.5	硬	骨膜上注射时于凹陷处注射1~8个点，每点勿超过0.3 ml。颞间隙注射入口：颞线切线内侧5 mm与额部水平中线交界	适应证：颞部凹陷。锐针注射时注意空针回抽，缓慢推注。钝针注射时注意颞间隙内的前哨静脉	骨膜上或颞间隙
11	US5	T1（颞额交界过渡区）	皮下浅层脂肪	钝针	0.1~0.3	软或硬	颞线切线内侧5 mm与额部水平中线交界	适应证：当骨膜上注射后额颞部过渡欠佳时	皮下浅层脂肪

续表

顺序	命名	注射区域	层次	针头	总剂量（ml）	材料	进针点	备注	注射目标区域
12	US6	T3（颞颊交界过渡区，颧弓水平线上1～1.5 cm区域）	皮下浅层脂肪	钝针	0.1～0.3	软或硬	眉弓外侧	适应证：当骨膜上注射后额颞部过渡欠佳时。注意在患者立位注射适量，否则易造成立位时注射透明质酸后的颞部软组织呈下垂状态	皮下浅层脂肪

说明：数字顺序代表注射顺序。U：upper，上部；D：deep，深层；S：superfacial，浅层。

上面部 12 步法结构复位提升注射顺序

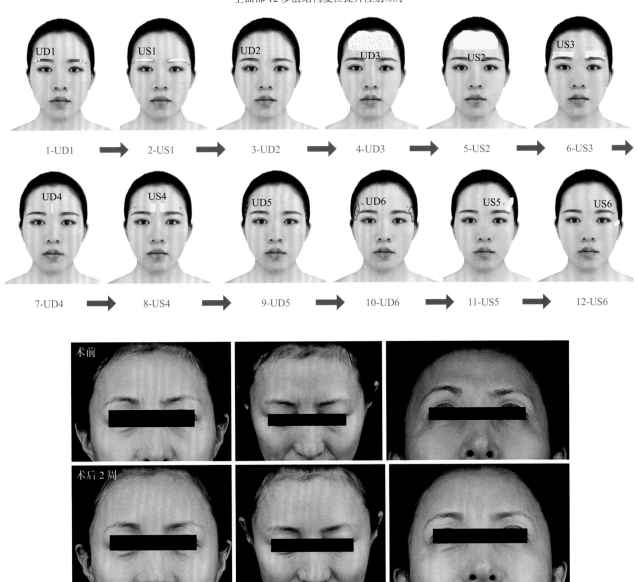

图 6-33　颞部注射典型案例 1

左右侧颞部各注射透明质酸剂量 0.7 ml（皮下脂肪层 US5：0.2 ml，骨膜上 UD6：0.5 ml）

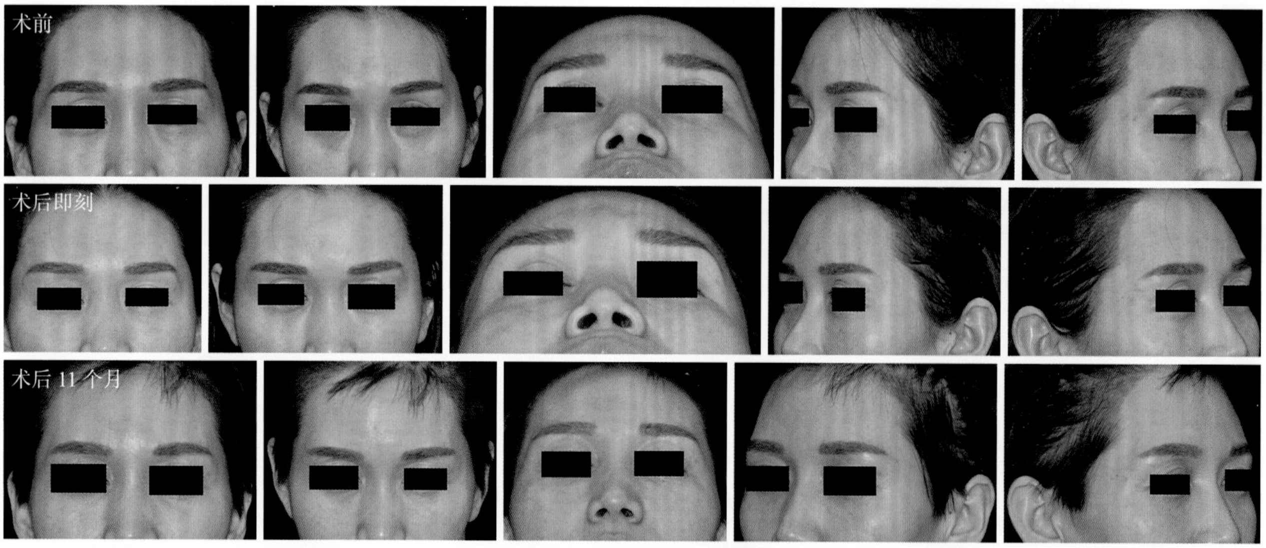

术前

术后即刻

术后 11 个月

图 6-34　颞部注射典型案例 2

右侧颞部注射透明质酸剂量 2.0 ml（骨膜上 UD6：2.0 ml），左侧颞部注射透明质酸剂量 1.8 ml（骨膜上 UD6：1.8 ml）

上面部注射
教学视频

（注：扫描二维码后请按照提示注册后观看）

第七章

中面部透明质酸注射

本章将详述中面部包括上睑、泪沟、睑颧沟、颧颊沟、内外侧颊部、鼻唇沟的解剖、分区、材料选择、注射顺序、注射方法和注意事项（图 7-1）。由于鼻部为特殊区域，将在单独的章节中阐述。

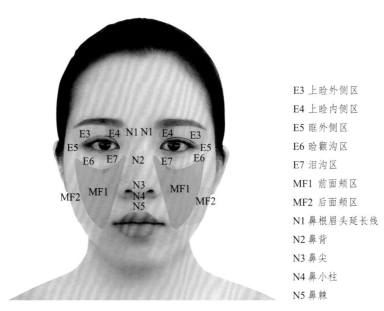

E3 上睑外侧区

E4 上睑内侧区

E5 眶外侧区

E6 睑颧沟区

E7 泪沟区

MF1 前面颊区

MF2 后面颊区

N1 鼻根眉头延长线

N2 鼻背

N3 鼻尖

N4 鼻小柱

N5 鼻棘

图 7-1　中面部注射分区

Ogee line（surface）的定义：为面部呈 45° 角度时呈现的侧面的弧线，具体为两条连线之间的面积，即颞线-外眦-口角的连线与颞线-眶外侧缘-木偶纹终点连线之间的区域。该 Ogee line（surface）呈现的高亮为面部视觉宽度，因此可根据患者及术者的面部预期宽度在该范围内调整。该曲线是内外侧颊部的分界线（图 7-2）。

Mendelson BC（见第四章参考文献 [2]）将前面颊区域分为睑颊部、颧颊部和鼻唇颊部（图 7-3），分界线为：眼轮匝肌支持韧带-泪槽韧带复合体、鼻颊沟和颧颊沟。由于睑颊部包含眶外侧增厚区、睑颧沟和泪沟等重要的治疗部位，因此笔者在第五章的分区中，前面颊并未包括睑颊部。而且，某些患者的上睑区也需同时治疗。鉴于此，笔者将睑颊部和上睑的治疗合并在本章第三节中叙述。

中面部是透明质酸注射的重点和常用区域，而且由于情感表达在中面部表现最为明显，因此术者

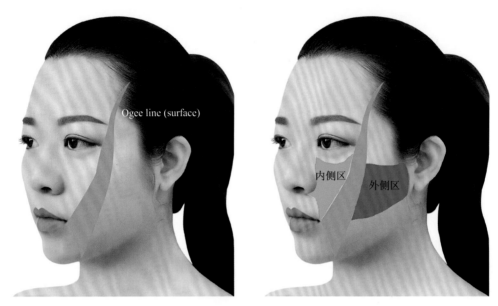

图 7-2　中面部的分区及 Ogee line（surface）的定义和意义

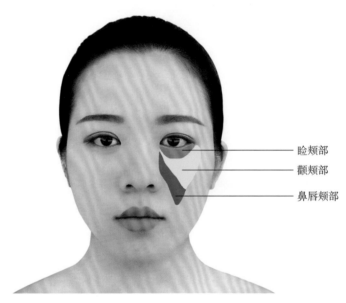

图 7-3　前面颊的分区：睑颊部、颧颊部和鼻唇颊部

在注射前除了对静态面部进行评估外，动态面部评估（动态表情下和手法辅助下）也至关重要，借此可对衰老征象做出分型并指导相应的治疗方案。中面部作为一个治疗的整体区域，各个治疗部位之间存在密切联系，因此在分节阐述各部位治疗前，需对中面部进行整体的动静态评估。

（1）静态评估：包括组织容量缺失的位置、形态、程度及与周边组织容量缺失之间的关系，皮肤的质地、厚度（皮肤菲薄者不应紧贴真皮层次注射透明质酸，否则易发生丁达尔现象）、色斑等。

（2）动态评估：包括患者做微笑、大笑表情下和手法辅助下的评估。

1）微笑和大笑时需观察内侧中面部（"苹果肌"）的变化情况，如出现表情运动后过于饱满的情况，则提示透明质酸注射剂量应保守，否则易出现过度饱满畸形。另外，需观察眼轮匝肌在睑颧沟和泪沟区域的形态，评估局部粘连情况，提示需皮下分离的粘连区域。

2）辅助评估的常用手法：①提拉，模拟提升后效果并辅助定位注射点；②推挤，将周边组织推挤至预注射位置模拟注射后效果，评估注射剂量和层次；③掐捏，模拟组织凸起后状态，预估注射剂量和层次，辅助确定注射点位。

第1步，颧韧带区域的手法辅助评估：采取"提拉"同时"掐捏"的手法。术者拇指和示指定位颧弓后，在颧弓上每间隔1cm向后外方向移动，向后方牵拉的同时挤捏颧弓处皮肤，观察中面部睑颧沟、泪沟、颧颊沟和鼻唇沟的改变情况，预估注射点位和剂量（图7-4）。

第2步，眶外侧增厚区的手法辅助评估：采取"掐捏"的手法。术者拇指和示指"掐捏"眶外侧增厚区部位，评估睑颧沟、泪沟和外眦下垂的改变情况，预估注射剂量（图7-5）。

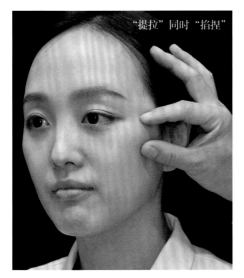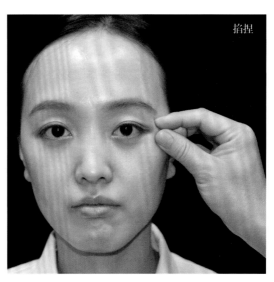

图 7-4　第 1 步，颧韧带区域的手法辅助评估　　图 7-5　第 2 步，眶外侧增厚区的手法辅助评估

第3步，睑颧沟区的手法辅助评估：采取"提拉"和"推挤"的手法。术者拇指置于眶外侧缘，向外上提拉；术者拇指置于睑颧沟下方区域，向上推挤下方软组织。评估睑颧沟、泪沟改变情况，预估注射剂量。注意评估推挤后是否存在睑颧沟的加深，如存在，则提示该处眼轮匝肌支持韧带皮下部位粘连较重，需皮下钝性分离的同时注射少量透明质酸（图7-6）。

第4步，颧颊沟区的手法辅助评估：采取"掐捏"和"推挤"的手法。术者拇指和示指掐捏颧颊沟外侧凹陷区域；术者拇指置于颧颊沟下方区域，向上推挤下方软组织。评估颧颊沟局部组织粘连程度和缺失程度以及鼻唇沟、睑颧沟、泪沟改变情况，预估注射剂量。注意评估推挤后是否存在颧颊沟的加深，如存在，则提示该处颧皮韧带皮下部位粘连较重，需做皮下钝性分离（图7-7）。

第5步，泪沟区的手法辅助评估：采取"推挤"的手法。术者拇指置于泪沟下方区域，向上推挤下方软组织。评估泪沟改变情况，预估注射剂量。注意评估推挤后是否存在泪沟的加深，如存在，则提示该处泪槽韧带皮下部位粘连较重，处理方法同睑颧沟（图7-8）。

对于鼻唇沟的手法辅助评估，可参考第1、3步，评估鼻唇沟的形成是否存在中面部松弛和容量缺失的因素。

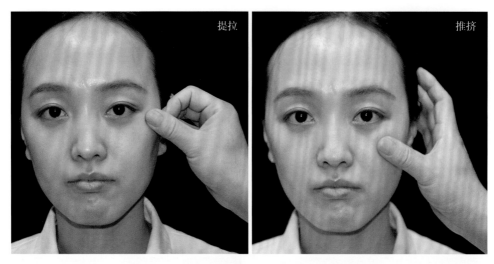

图 7-6　第 3 步，睑颧沟区的手法辅助评估

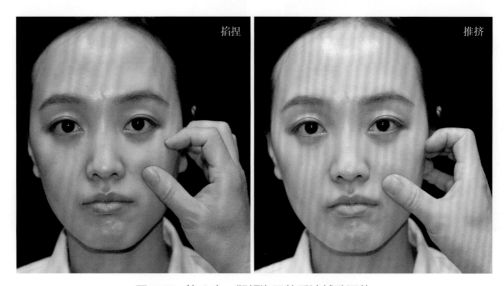

图 7-7　第 4 步，颧颊沟区的手法辅助评估

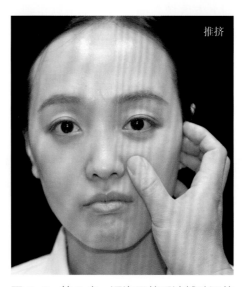

图 7-8　第 5 步，泪沟区的手法辅助评估

中面部 13 步法结构复位提升如表 7-1、图 7-9 所示。

表 7-1　中面部 13 步法结构复位提升

顺序	命名	注射区域	层次	针头	总剂量（ml）	材料	进针点	备注	注射目标区域
1	MDL	MF2（外侧颧弓处）	骨膜上。以颧颞缝为中点分散注射于颧骨表面（颧韧带）	锐针	0.1 ~ 0.5	硬	外侧颧弓，以颧颞缝为中点，1 ~ 3 点，单点 0.05 ~ 0.2 ml	常规颧颞缝注射适应证：伴有中面部下垂且①面部较窄；②颧弓线出现凹陷；③可用头发遮挡者；④不在意面部变宽者。非常规颧骨上方转角处注射适应证：①面部较宽；②颧弓线顺滑、无凹陷；③不喜欢用头发遮挡者；④在意面部变宽者	颧韧带
2	MSL	MF2（外侧面颊）	皮下浅层脂肪	钝针	0.1 ~ 1.5	软	入针口为：①颧弓上 1 cm 处；②口角水平线上外侧约 2 cm 处	适应证：伴有中面部下垂且颧弓下凹陷	颊外侧浅层脂肪室
3	MDM1	E5（眶外侧增厚区）	骨膜上	锐针	0.05 ~ 0.15	软	眶外侧缘，单点	适应证：外眦下垂时可采用	眶外侧增厚区
4	MDM2	E6（睑颧沟区）	骨膜上（眼轮匝肌支持韧带下方）	锐针	0.05 ~ 0.3	软	睑颧沟凹陷区域多点，注射于眼轮匝肌支持韧带下方，1 ~ 4 点，每点 0.05 ~ 0.1 ml	适应证：①睑颧沟；②伴有泪沟者；③伴有中面部下垂者	眼轮匝肌支持韧带
5	MDM3	MF1（颧颊部）	骨膜上	锐针	0.05 ~ 1.0	硬	Ogee line 与颧颊沟交点，或者 Ogee line 与鼻翼–耳屏上缘连线交点，单点 0.05 ~ 0.3 ml，1 ~ 2 点	适应证：①颧颊沟；②"苹果肌"组织量不足；③伴有鼻唇沟；④伴有中面部下垂者	颧皮韧带对应的骨膜上
6	MDM4	MF1（鼻唇沟区）	骨膜上	首选锐针，次选钝针	0.1 ~ 1.0	硬	距鼻唇沟顶角处下方 3 ~ 5 mm 垂直皮肤进针。单点 0.05 ~ 0.3 ml，单侧 1 ~ 3 点	适应证：①鼻唇沟较重且骨质凹陷或发育不良；②"苹果肌"组织量不足；③伴有泪沟；④伴有中面部下垂者	梨状孔周边间隙，上颌韧带周边
7	MDM5	E7（泪沟区）	骨膜上	锐针	0.05 ~ 0.3	软	泪沟处垂直皮肤进针，单点 0.02 ~ 0.05 ml，单侧 1 ~ 5 点	适应证：泪沟	泪槽韧带上方眶骨嵴，泪槽韧带下方骨膜上

续表

顺序	命名	注射区域	层次	针头	总剂量（ml）	材料	进针点	备注	注射目标区域
8	MDM6	MF1（颧颊部）	中面部深层脂肪	钝针	0.1~0.4	软或硬	颧颊沟外下方约1 cm，单次单侧0.05~0.2 ml	适应证：①中面部深层脂肪缺失；②泪沟	中面部深层脂肪室，眼轮匝肌支持韧带-泪槽韧带下方
9	MSM1	MF1（颧颊部）	皮下脂肪	钝针	0.1~0.4	软	颧颊沟外下方约1 cm，单次单侧0.05~0.2 ml	适应证：①颊内侧浅层脂肪缺失；②泪沟	颊内侧浅层脂肪室
10	MSM2	MF1（鼻唇沟区）	皮下浅层脂肪	钝针	0.2~0.6	软或硬	瞳孔中线下方眶下神经出孔投影点或鼻唇沟褶皱外下延长线下方约1 cm	适应证：鼻唇沟部位较重且内下区域浅层脂肪缺失者	上唇上、上唇下外、上唇外侧浅层脂肪室
11	MSM3	E6（睑颧沟区）、E7（泪沟区）	紧贴真皮的皮下浅层脂肪	钝针	0.05~0.3	软	瞳孔中线下方眶下神经出孔投影点和颧颊沟外下方约1 cm，单侧0.025~0.15 ml	适应证：眼轮匝肌支持韧带和泪槽韧带皮下粘连较重且皮肤较厚者；如皮肤较薄可选用低交联或无交联的透明质酸补充注射	皮下脂肪；需钝针分离眼轮匝肌支持韧带-泪槽韧带复合体导致的皮下粘连
12	MSM4	MF1（Ogee line 区）	皮下浅层脂肪和颊脂肪垫	钝针	0.2~0.8	软或硬	Ogee line 沿线距外眦下方约1 cm	适应证：① Ogee line 存在线条不圆滑；②颊脂肪垫、颊突萎缩	颊内侧浅层脂肪室和颊脂肪垫
13	MDM7	E3、E4 区（上睑凹陷的内外侧区）	眼轮匝肌下	钝针	0.05~0.25	软	钝针入口为眉弓外侧约5 mm，层次为眼轮匝肌下，单侧剂量勿超过0.25 ml	适应证：上睑凹陷。注意：上睑内侧很少需要填充	上睑眶隔前间隙

说明：数字顺序代表注射顺序。M：middle，中部/medial，内侧；L：lateral，外侧；D：deep，深层；S：superfacial，浅层。

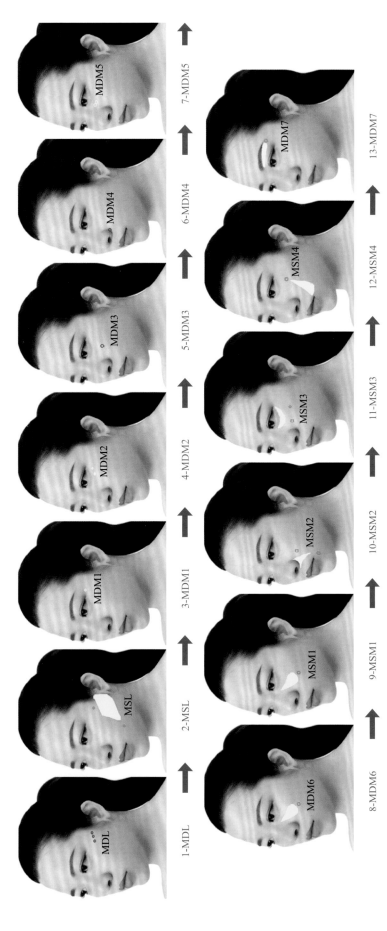

图 7-9 中面部 13 步法结构复位提升注射顺序

第一节　后面颊区域透明质酸注射

一、相关实体解剖（图 7-10 ~ 7-12）

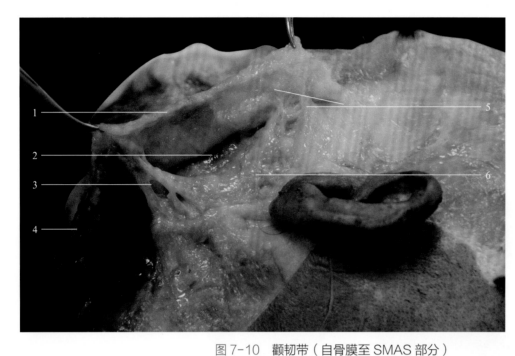

1　颈阔肌及其包绕的脂肪
2　咬肌筋膜
3　颈阔肌悬韧带
4　颈阔肌
5　颧韧带
6　腮腺筋膜

图 7-10　颧韧带（自骨膜至 SMAS 部分）

颧韧带起始于颧颞缝、颧上颌缝和颧弓下 1/3 ~ 1/2 部分的骨质，穿过面部各层组织直至皮下，其中向中面部和下眶骨中点方向延伸的皮下部分称为颧皮韧带，是颧颊沟的重要解剖基础

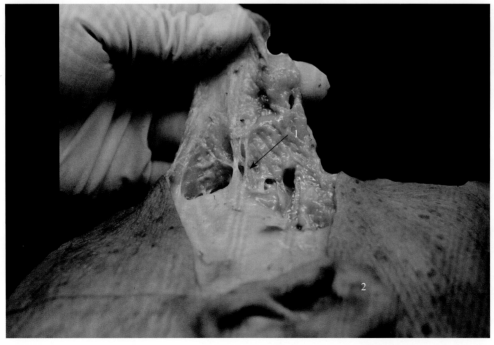

1　颧韧带皮下部分
2　右耳

图 7-11　颧韧带（SMAS 至皮肤部分）
该部分颧韧带向前延伸即为颧皮韧带

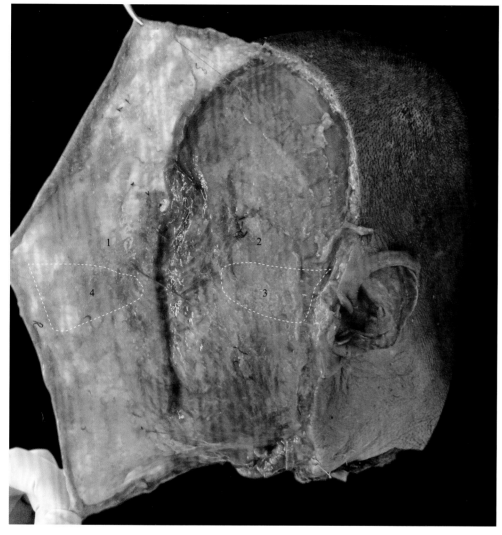

1　皮下脂肪
2　SMAS
3　腮腺咬肌皮肤间隔（SMAS
　　与皮下脂肪之间）
4　腮腺咬肌皮肤间隔（皮下
　　脂肪与皮肤之间）

图 7-12　腮腺咬肌皮肤间隔
该间隔是颧弓下凹陷的重要解剖基础

二、后面颊各分区（MF2区）注射具体方法及注意事项

（一）颧韧带（MDL注射）

1. **层次**　骨膜上、颧韧带周边（图 7-13）。

2. **材料选择**　交联度高的稍硬的产品。

3. **注意事项**

（1）常规颧颞缝注射适应证：伴有中面部下垂且①面部较窄；②颧弓线出现凹陷；③可用头发遮挡者；④不在意面部变宽者。

（2）非常规颧骨上方转角处注射适应证：①面部较宽；②颧弓线顺滑、无凹陷；③不喜欢用头发遮挡者；④在意面部变宽者。

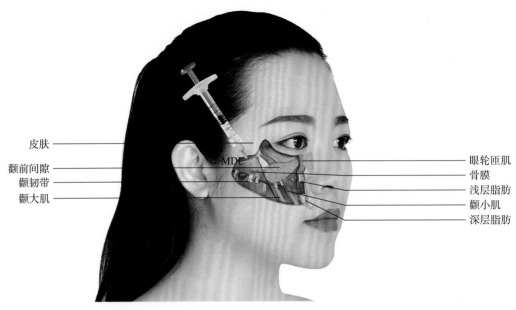

皮肤

颧前间隙

颧韧带

颧大肌

MDE

眼轮匝肌

骨膜

浅层脂肪

颧小肌

深层脂肪

图 7-13　颧韧带注射示意图

（3）注射时用非注射手的示指和拇指将注射点位的皮肤绷紧并向外上牵拉，利于找准点位。可将透明质酸分 1 ~ 3 点注射于目标区域。

（二）颧弓下区（MSL 注射）

1. **层次**　皮下脂肪层（可采用 21 ~ 23 G 钝针于该层次注射，入针口为两处，一处为颧弓上 1 cm 处，一处为口角水平线上外侧约 2 cm 处）（图 7-14）。

2. **材料选择**　首选交联度较低的柔软产品，次选交联度高的稍硬产品。

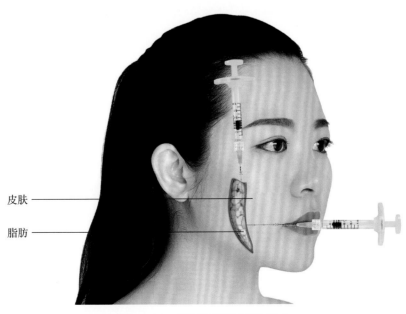

皮肤

脂肪

图 7-14　颧弓下区注射示意图

3. 注意事项　该区域如皮下层粘连较重，可采用钝针分离，需注意勿过度分离及注入过多剂量，否则由于粘连区与非粘连区之间的组织张力不同，易发生透明质酸移位。如患者不在意淤青，可采用锐针做皮下分离。经过多次注射后，该处可获得较好的永久性改善。

三、后面颊注射典型案例（图 7-15、7-16）

顺序	命名	注射区域	层次	针头	总剂量（ml）	材料	进针点	备注	注射目标区域
1	MDL	MF2（外侧颧弓处）	骨膜上。以颧颞缝为中点分散注射于颧骨表面（颧韧带）	锐针	0.1 ~ 0.5	硬	外侧颧弓，以颧颞缝为中点，1~3点，单点 0.05 ~ 0.2 ml	常规颧颞缝注射适应证：伴有中面部下垂且①面部较窄；②颧弓线出现凹陷；③可用头发遮挡者；④不在意面部变宽者。非常规颧骨上方转角处注射适应证：①面部较宽；②颧弓线顺滑、无凹陷；③不喜欢用头发遮挡者；④在意面部变宽者	颧韧带
2	MSL	MF2（外侧面颊）	皮下浅层脂肪	钝针	0.1 ~ 1.5	软	入针口为：①颧弓上 1 cm 处；②口角水平线上外侧约 2 cm 处	适应证：伴有中面部下垂且颧弓下凹陷	颊外侧浅层脂肪室

说明：数字顺序代表注射顺序。M：middle，中部 /medial，内侧；L：lateral，外侧；D：deep，深层；S：superfacial，浅层。

中面部 13 步法结构复位提升注射顺序

1-MDL → 2-MSL → 3-MDM1 → 4-MDM2 → 5-MDM3 → 6-MDM4 → 7-MDM5

8-MDM6 → 9-MSM1 → 10-MSM2 → 11-MSM3 → 12-MSM4 → 13-MDM7

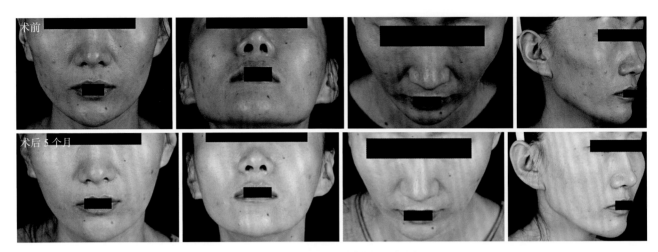

图 7-15   后面颊注射典型案例

左侧注射透明质酸剂量 0.6 ml（皮下层 MSL：0.6 ml），右侧 0.8 ml（皮下层 MSL：0.8 ml）

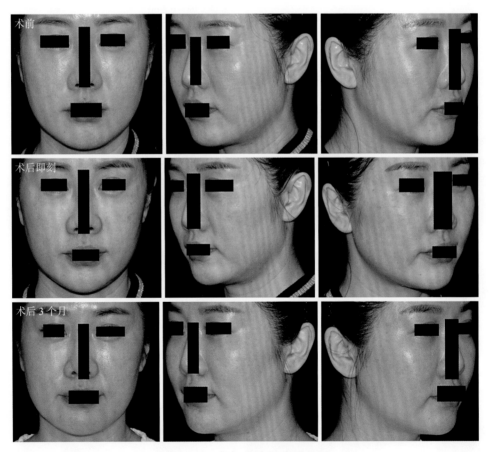

图 7-16   颧韧带注射典型案例

左、右侧分别注射透明质酸剂量 0.1 ml（骨膜上 MDL：0.1 ml）。注意观察患者中面部提升效果及视觉上面部并未增宽，3 个月时仍保持中面部提升效果（观察中面部高亮点的提高）。该患者同时实施了 MDM3（左右分别为 0.1 ml）、MDM4（左右分别为 0.1 ml）和 LC1（左右分别为 0.1 ml）透明质酸注射

第二节　前面颊区域透明质酸注射

一、相关实体解剖（图 7-17 ~ 7-24）

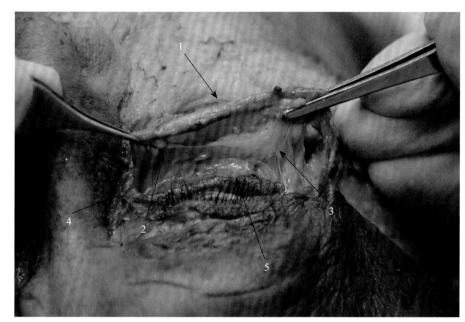

1　眼轮匝肌
2　泪槽韧带
3　眼轮匝肌支持韧带
4　内眦
5　下睑缘

图 7-17　眼轮匝肌支持韧带、泪槽韧带头侧观

眼轮匝肌支持韧带、泪槽韧带两者合称为眼轮匝肌支持韧带–泪槽韧带复合体，实质均为眼轮匝肌支持韧带在不同部位的命名。Wong CH 的文献曾指出眼轮匝肌支持韧带–泪槽韧带复合体为双层结构（见第四章参考文献 [17]），然而 Yang C 的研究（见第四章参考文献 [18]）和我们的研究均证实该复合体是自骨膜起始的混杂交叉的纤维组成，而非双层结构。图中可见该复合体自骨膜至眼轮匝肌的部分韧带

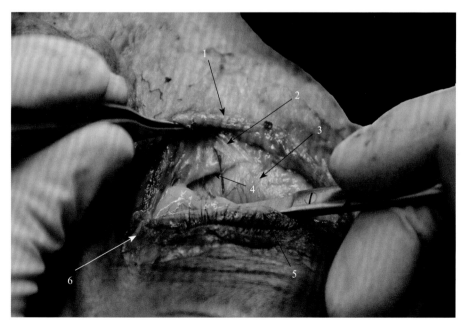

1　眼轮匝肌
2　眼轮匝肌支持韧带–泪槽韧带复合体
3　眶隔
4　弓状缘
5　下睑缘
6　内眦

图 7-18　眼轮匝肌支持韧带、泪槽韧带、弓状缘头侧观

眼轮匝肌支持韧带–泪槽韧带复合体于眶下缘的起始部位位于弓状缘下方 2~3 mm 处，两者是不同的结构

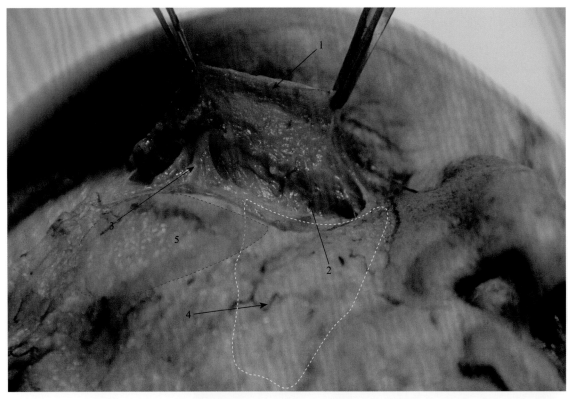

1　眼轮匝肌
2　泪槽韧带
3　眼轮匝肌
　　支持韧带
4　上颌骨前
　　间隙投影
5　颧皮韧带
　　投影

图 7-19　眼轮匝肌支持韧带、泪槽韧带、上颌骨前间隙投影区域和颧皮韧带投影区域

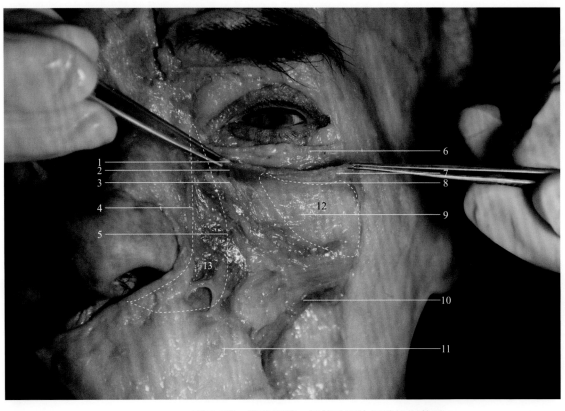

1　眼轮匝肌
　　睑部
2　眼轮匝肌
　　眶部
3　泪槽韧带
4　提上唇鼻
　　翼肌
5　提上唇肌
6　眼轮匝肌
　　睑部
7　眼轮匝肌
　　眶部
8　眼轮匝肌
　　支持韧带
9　皮下脂肪
10　颧大肌
11　皮下脂肪
12　颧前间隙
　　投影
13　梨状孔周
　　边间隙
　　投影

图 7-20　颧前间隙、梨状孔周边间隙投影范围

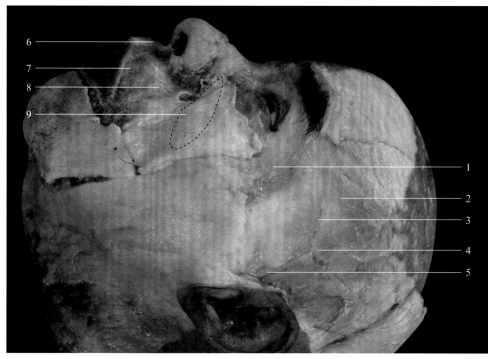

图 7-21　鼻唇沟区域的解剖层次

1　眼轮匝肌
2　颞浅筋膜
3　颞浅动脉额支
4　颞浅动脉顶支
5　颞浅动脉
6　皮肤
7　口轮匝肌
8　皮下浅层脂肪
9　鼻唇部浅层脂肪室

第一层：皮肤；第二层：皮下脂肪 [鼻唇沟内下方区域（上唇区域）的脂肪厚度明显薄于外上方区域（鼻唇部浅层脂肪室）的脂肪厚度]；第三层：SMAS（该层次为与口轮匝肌和涡轴融合的提上唇鼻翼肌、提上唇肌、颧小肌和颧大肌，各条肌肉均起始于骨膜，止于皮肤、涡轴或口轮匝肌，它们在穿行的过程中为三维立体的穿行，并非是呈规整的平面）；第四层：梨状孔周边间隙、口轮匝肌下脂肪、面中部深层脂肪室和深层的提口角肌；第五层：骨膜

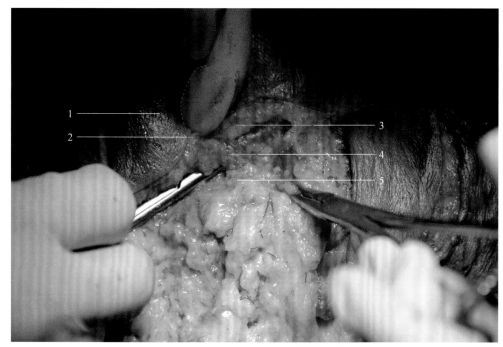

1　皮肤
2　皮下浅层脂肪（上唇部位）
3　梨状孔周边间隙投影
4　提上唇鼻翼肌
5　鼻唇部浅层脂肪室

图 7-22　梨状孔周边间隙

图中透明蓝色区域为梨状孔周边间隙的投影区域，类似"马鞍"形。剪刀探及区域为梨状孔周边间隙层次，极为疏松。如在该间隙注入过量透明质酸，则易发生填充剂在间隙内的游走

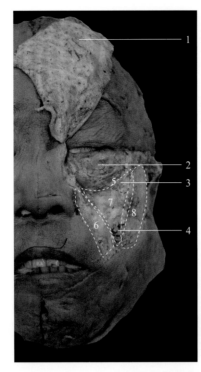

1 前面颊皮肤
2 眼轮匝肌
3 注射于颧皮韧带对应骨膜的脂肪
4 注射于颊脂肪垫内的脂肪
5 蓝色虚线围成区域为颧皮韧带投影
6 鼻唇部浅层脂肪室投影
7 颊内侧浅层脂肪室投影
8 颊中间浅层脂肪室投影

图 7-23 前面颊浅层脂肪室

颊内侧浅层脂肪室（7）是衰老后容量缺失的区域，增加此区域的体积是中面部的增重因素，要控制透明质酸的注射剂量，否则易发生远期的移位和下垂。鼻唇部浅层脂肪室（6）为衰老后脂肪堆积的部位，除非缺失严重，否则不建议填充。3 为注入的染色脂肪，位于颧颊沟最低点的骨膜上位置，具体定位见后文。4 是注入面中部颊脂肪垫和面中部深层脂肪室的染色脂肪，用于前面颊 Ogee line 的凸显

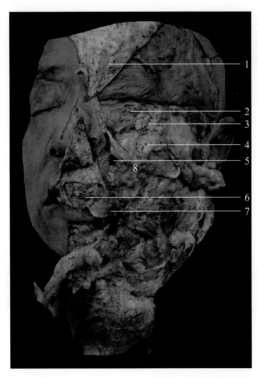

1 前面颊皮肤
2 眼轮匝肌
3 SOOF
4 掀起的颊内侧浅层脂肪室
5 梨状孔周边间隙
6 鼻唇沟动脉
7 切断的提上唇肌
8 面中部深层脂肪室（蓝色虚线标记颊内侧深脂肪室的边界）

图 7-24 面中部深层脂肪室

蓝色虚线围成的区域为衰老后容量明显缺失的面中部深层脂肪室，是透明质酸填充的重点区域

二、前面颊各分区（MF1区）注射具体方法及注意事项

（一）MF1中的颧颊区（MDM3、MDM6、MSM1注射）

1. **剂量**　单次单侧0.05 ~ 0.8 ml。
2. **层次**　骨膜上多点锐针或者皮下脂肪钝针注射（图7-25、7-26）。

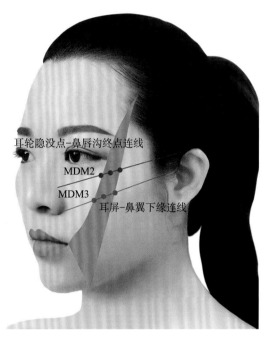

耳轮隐没点-鼻唇沟终点连线

MDM2

MDM3

耳屏-鼻翼下缘连线

MDM3　耳屏-鼻翼下缘连线与Ogee line（surface）连线交点或者与颧颊沟最低点连线交点
MDM2　耳轮隐没点-鼻唇沟终点连线与Ogee line的交点

图7-25　MDM3、MDM2点体表定位

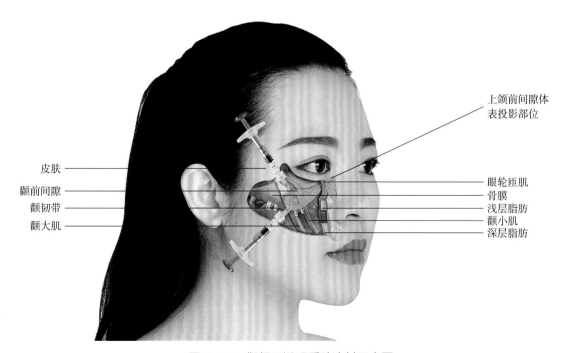

皮肤

颧前间隙

颧韧带

颧大肌

上颌前间隙体表投影部位

眼轮匝肌

骨膜

浅层脂肪

颧小肌

深层脂肪

图7-26　颧颊区透明质酸注射示意图

3. 材料选择　深层注射选择交联度高的稍硬产品，浅层注射选择交联度较低的柔软产品。

4. 注意事项　首先于上述定位点（MDM3，即耳屏-鼻翼下缘连线与 Ogee line 连线交点或者与颧颊沟最低点连线交点）做深层骨膜上注射，目标组织为颧皮韧带深层的骨膜上区域及面中部深层脂肪室。然后在面中部深层脂肪室内进一步注射填充透明质酸（MDM6），填充时钝针应尽量贴近骨膜上层，避免注射到上颌前间隙和颧前间隙内（此两个间隙顶部均为眼轮匝肌），否则易造成透明质酸的游走。钝针在深层走行于泪槽韧带附近时可做适度钝性分离，有利于泪沟的减轻。皮下脂肪层（MSM1）注射时采用钝针较为适当，入针口为颧颊沟外下方约 1 cm。当位于皮下脂肪层内的颧皮韧带粘连较重时，可采用 21 ~ 23 G 钝针于该层次注射并做适度分离，并建议该层次剂量单次单侧小于 0.2 ml。需注意勿过度分离该区域，否则由于组织张力不同易导致透明质酸移位。

附：颧颊沟的影响因素、分类及注射方法的选择

综合分析患者颧颊沟组织容量的缺失程度和层次、面部松弛程度、组织粘连程度、皮肤厚薄程度和大笑 / 平静后"苹果肌"饱满程度的变化等各种因素，根据不同患者颧颊沟的特点选择适当的治疗方法（表 7-2）。

衰老性颧颊沟的特点是常伴有组织容量的缺失和面部松弛，多需实施韧带旁提升注射，也需要补充颊内侧深层脂肪室的容量缺失。多数患者颧皮韧带处粘连较轻，只有少数患者需用钝针做皮下分离。先天性颧颊沟的特点是常存在"苹果肌"最高点位置下移，需通过骨膜上注射做最高点的重新塑造，并同时挤压和支撑皮下部分的软组织，以获得减轻颧颊沟的效果；先天性颧颊沟的另一个特点是颧皮韧带粘连紧密，需钝性分离粘连，偶尔可辅助锐性分离。

表 7-2　颧颊沟的影响因素、分类及注射方法的选择

影响因素	治疗方法				
	颧韧带周边骨膜上注射	颧皮韧带周边骨膜上注射	颊内侧深层脂肪室注射	皮下注射	钝性分离粘连
有面部松弛	√	√	√	√ ×	—
无面部松弛	√ ×	√	√ ×	—	—
中面部容量大量缺失	√ ×	√	√	√	—
中面部容量少量缺失	√ ×	√（少量）	√ ×	√（少量）	—
皮肤厚	—	—	—	√	—
皮肤薄	—	—	—	√ ×	—
粘连轻	—	√ ×	√	√	×
粘连重	—	√ ×	√ ×（适度钝性分离）	√	√（适度，偶需锐性分离）
大笑 / 平静后"苹果肌"饱满程度变化较大	—	√（少量）	√（少量）	√（少量）	—
大笑 / 平静后"苹果肌"饱满程度变化甚微	—	√	√	√	—

注：× 表示不需要，√表示需要，√ × 表示根据实际情况酌情使用，— 表示该治疗方法不受此因素影响。

（二）MF1 中的鼻唇颊区（MDM4、MSM2 注射）

（注：理论上，鼻唇颊区不包括鼻唇沟内下区域，仅包括颧皮韧带下方至鼻唇沟上缘的部分，为叙述治疗方法方便起见，将鼻唇沟内下区域归为鼻唇颊部。）

1. **剂量**　单次单侧 0.2 ~ 1.0 ml。
2. **层次**　骨膜上多点锐针或者皮下脂肪钝针或锐针注射（图 7-27）。

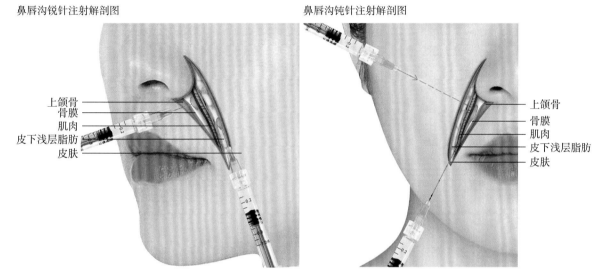

图 7-27　鼻唇颊区透明质酸注射示意图

3. **材料选择**　深层注射选择交联度高的稍硬产品；浅层注射首选交联度较低的柔软产品，次选交联度高的稍硬产品。

4. **注意事项**　MDM4 点的锐针入针点应选择在距离鼻唇沟顶点 5 mm 以下的位置，并采用多点微量注射的方式。原因为：梨状孔周边的骨膜上为梨状孔周边间隙的底部，当于该间隙注射过多剂量或注射位点过于靠上时，透明质酸会于该间隙移位至鼻旁，因此 MDM4 点的剂量不宜超过 0.5 ml。

MSM2 浅层注射时，钝针入针口建议选自瞳孔中线下方眶下神经出孔投影点和颧颊沟外下方约 1 cm 处。该方向注射垂直于鼻唇沟动脉，可减少钝针全部进入血管的概率。

附：鼻唇沟的影响因素、分型及注射方法的选择

通过对中面部静态和动态的评估，可将鼻唇沟分为 6 型。

（1）动力型：与鼻唇沟区域的表情肌高张力有关。典型表现为鼻唇沟在静息状态下不显，当微笑时明显加重。治疗方法首选肉毒毒素注射。但是，肉毒毒素可能加重已有的中下面部松垂，对于面部老化明显的患者需慎重使用。

（2）中面部松垂型：主要由面部支持韧带及 SMAS 松垂造成。中面部注射支撑颧韧带、颧皮韧带可改善松垂，间接减轻鼻唇沟。

（3）脂肪堆积型：先天因素导致的鼻唇沟外侧浅层脂肪室肥大或衰老因素导致的该脂肪室容量增

多，均可明显加深鼻唇沟，首选面部脂肪抽吸术。

（4）骨后缩型：上颌骨下部后缩可因衰老或先天发育不良导致。尖牙窝区域的骨膜上填充可直接改善骨后缩引起的鼻唇沟加深。

（5）面中部深层脂肪室容量缺失型：面中部深层脂肪室容量缺失导致浅层皮肤软组织相对松弛而加深鼻唇沟。对其的容量补充可使浅层皮肤软组织相对紧致，间接改善鼻唇沟外观。

（6）鼻唇沟沿线内下方皮下容量缺失型：此分型很少单独存在，应在其他原因纠正之后实施该部位皮下脂肪的填充。

三、前面颊注射典型案例（图 7-28 ～ 7-32）

顺序	命名	注射区域	层次	针头	总剂量（ml）	材料	进针点	备注	注射目标区域
5	MDM3	MF1（颧颊部）	骨膜上	锐针	0.05 ～ 1.0	硬	Ogee line 与颧颊沟交点，或者 Ogee line 与鼻翼-耳屏上缘连线交点，单点 0.05 ～ 0.3 ml，1 ～ 2 点	适应证：① 颧颊沟；②"苹果肌"组织量不足；③伴有鼻唇沟；④伴有中面部下垂者	颧皮韧带对应的骨膜上
6	MDM4	MF1（鼻唇沟区）	骨膜上	锐针	0.1 ～ 1.0	硬	距鼻唇沟顶角处下方 3 ～ 5 mm 垂直皮肤进针。单点 0.05 ～ 0.3 ml，单侧 1 ～ 3 点	适应证：①鼻唇沟较重且骨质凹陷或发育不良；②"苹果肌"组织量不足；③伴有泪沟；④伴有中面部下垂者	梨状孔周边间隙，上颌韧带周边
8	MDM6	MF1（颧颊部）	中面部深层脂肪	钝针	0.1 ～ 0.4	软或硬	颧颊沟外下方约 1 cm，单次单侧 0.05 ～ 0.2 ml	适应证：①面中部深层脂肪缺失；②泪沟	中面部深层脂肪室，眼轮匝肌支持韧带-泪槽韧带下方
9	MSM1	MF1（颧颊部）	皮下脂肪	钝针	0.1 ～ 0.4	软	颧颊沟外下方约 1 cm，单次单侧 0.05 ～ 0.2 ml	适应证：①颊内侧浅层脂肪缺失；②泪沟	颊内侧浅层脂肪室
10	MSM2	MF1（鼻唇沟区）	皮下浅层脂肪	钝针	0.2 ～ 0.6	软或硬	瞳孔中线下方眶下神经出孔投影点或鼻唇沟褶皱外下延长线下方约 1 cm	适应证：鼻唇沟部位较重且内下区域浅层脂肪缺失者	上唇上、上唇下外、上唇外侧浅层脂肪室
12	MSM4	MF1（Ogee line 区）	皮下浅层脂肪和颊脂肪垫	钝针	0.2 ～ 0.8	软或硬	Ogee line 沿线距外眦下方约 1 cm	适应证：① Ogee line 存在线条不圆滑；②颊脂肪垫、颊突萎缩	颊内侧浅层脂肪室和颊脂肪垫

说明：数字顺序代表注射顺序。M：middle，中部 /medial，内侧；L：lateral，外侧；D：deep，深层；S：superfacial，浅层。

中面部 13 步法结构复位提升注射顺序

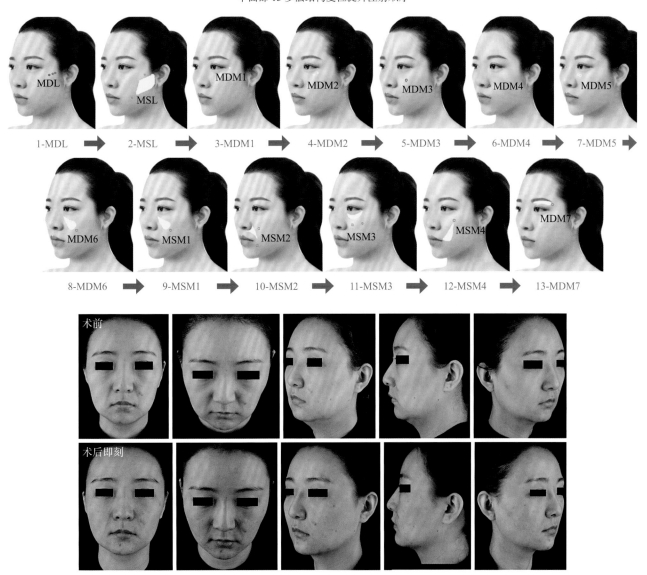

图 7-28 颧颊区注射典型案例 1

左、右侧分别注射透明质酸剂量 0.45 ml（骨膜上 MDM3：0.25 ml；面中部深层脂肪室 MDM6：0.1 ml；皮下层 MSM1：0.1 ml）

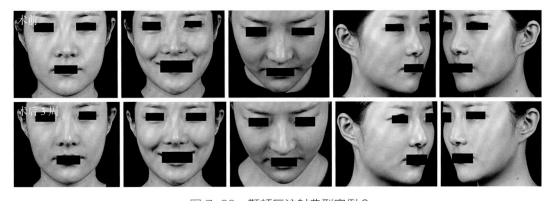

图 7-29 颧颊区注射典型案例 2

左、右侧分别注射透明质酸剂量 0.3 ml（骨膜上 MDM3：0.2 ml；皮下层 MSM1：0.1 ml）

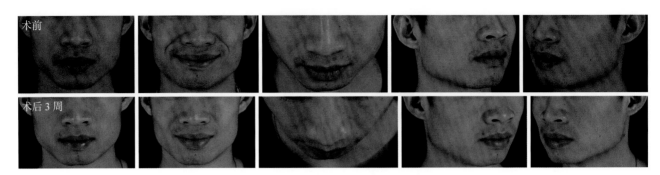

图 7-30　鼻唇颊区注射典型案例 1

左、右侧分别注射透明质酸剂量 0.7 ml（骨膜上 MDM4：0.4 ml；皮下层 MSM2：0.3 ml）

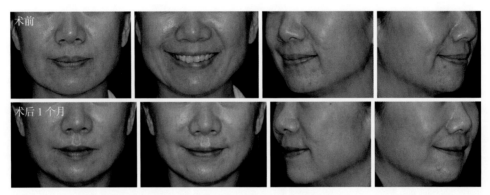

图 7-31　鼻唇颊区注射典型案例 2

左、右侧分别注射透明质酸剂量 0.5 ml（骨膜上 MDM4：0.3 ml；皮下层 MSM2：0.2 ml）

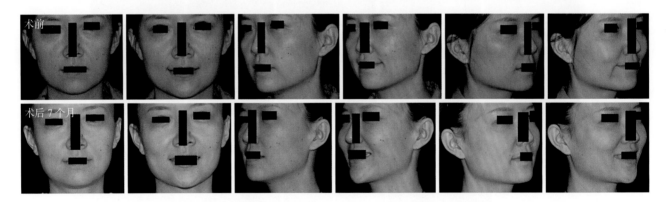

图 7-32　颧颊区、鼻唇颊区、Ogee line 区域注射典型案例

颧颊区：左、右侧分别注射透明质酸剂量 0.4 ml（骨膜上 MDM3：0.2 ml；皮下层 MSM1：0.2 ml）。鼻唇颊区：左、右侧分别注射透明质酸剂量 0.4 ml（骨膜上 MDM4：0.25 ml；皮下层 MSM2：0.15 ml）。Ogee line 区域：左、右侧分别注射透明质酸剂量 0.2 ml（皮下层 MSM4：0.2 ml）

第三节 眼周区域透明质酸注射

一、相关实体解剖（图 7-33）

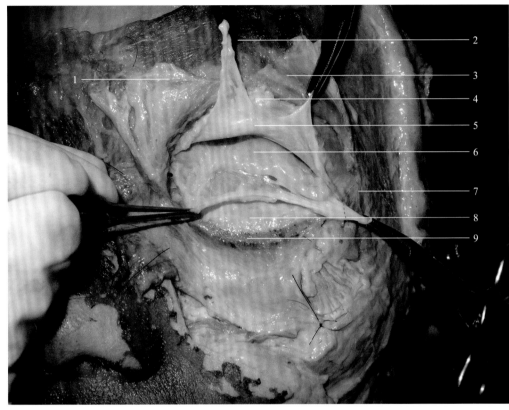

1	眼轮匝肌
2	额肌
3	眼轮匝肌
4	ROOF
5	眶隔
6	腱膜前脂肪
7	眶外侧增厚区投影
8	睑板
9	上睑缘

图 7-33 上睑区解剖

眼轮匝肌与眶隔之间的上眶隔前间隙是透明质酸注射的安全层次，但眶上动脉和滑车上动脉出眶处通常会有横行或斜行的分支走行于上眶隔前间隙内并向上延伸，走行至眼轮匝肌内，因此在内侧上眶隔前间隙注射时需轻柔操作。眶外侧增厚区是眼轮匝肌支持韧带在颧额缝处的增厚

下睑区解剖见图 7-17～7-20。

二、眼周区域注射具体方法及注意事项

（一）眶外侧增厚区（E5 区、MDM1 注射）

1. **剂量** 单次单侧 0.05～0.15 ml。

2. **层次** 骨膜上单点注射（图 7-34）。

3. **材料选择** 首选交联度较低的柔软产品。

4. **注意事项** 当患者出现外眦下垂时，可采用该方法注射，同时对泪沟也有轻度的矫正作用。注射目标为眶外侧增厚区。注射时用非注射手的示指和拇指将注射点位的皮肤绷紧并向外牵拉，利于找准点位。注意勿注射过量，否则易造成局部结节产生。

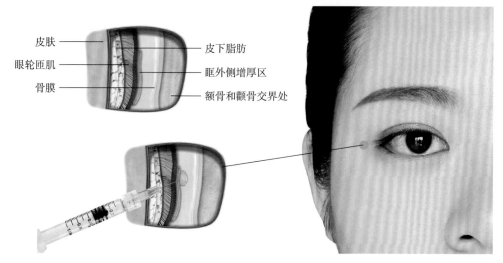

图 7-34　眶外侧增厚区注射示意图

（二）睑颧沟区（E6 区、MDM2、MSM3 注射）

MDM2 点定位见图 7-25。

1. 剂量　单次单侧 0.05 ~ 0.4 ml。

2. 层次　骨膜上多点锐针或者皮下脂肪钝针注射（图 7-35）。

3. 材料选择　首选交联度较低的柔软产品。

4. 注意事项　于睑颧沟最凹陷区域多点锐针注射于骨膜上，注意填充的目标为眼轮匝肌支持韧带的下方区域及眼轮匝肌韧带之间的区域，起到支撑韧带的作用。同时对泪沟和中面部下垂也有改善作用。当深层填充未完全改善该处畸形时，可用钝针分离眼轮匝肌支持韧带的皮下粘连部分。对于皮肤较厚者可选用交联度较低的柔软产品，皮肤较薄者可选用无交联或低交联的透明质酸于皮下脂肪层补充注射，但需注意要严格控制注入的剂量，预防丁达尔现象的发生。

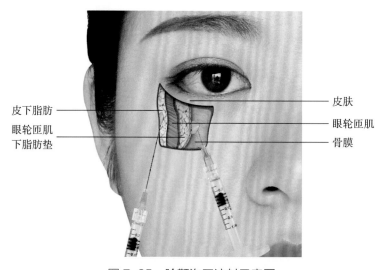

图 7-35　睑颧沟区注射示意图

（三）泪沟区（E7 区、MDM5、MSM3 注射）

1. **剂量**　单次单侧 0.05 ~ 0.4 ml。
2. **层次**　骨膜上多点锐针或者皮下脂肪钝针注射（图 7-36）。

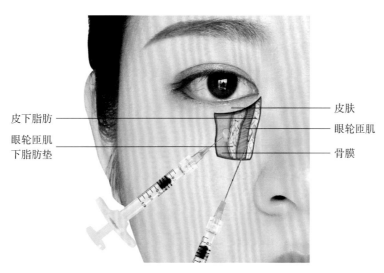

图 7-36　泪沟区注射示意图

3. **材料选择**　首选交联度较低的柔软产品。
4. **注意事项**　于泪沟凹陷区域 1 ~ 3 点锐针注射于骨膜上，注意填充的目标以泪槽韧带上方的眶缘为主，即弓状缘处。泪槽韧带下方区域的骨膜上可少量注射，过量会导致透明质酸向上方的上颌前间隙内游走，形成鼻唇皱襞的凸起。当实施皮下脂肪浅层注射时，应采取两个钝针入口（瞳孔中线下方眶下神经出孔投影点和颧颊沟外下方约 1 cm）形成网格状的支撑。对于皮肤较厚者可选用交联度较低的柔软产品，皮肤较薄者可选用无交联或低交联的透明质酸，并注意控制注射剂量。务必注意选择软且交联度低的透明质酸产品注射泪沟区。笔者建议将产品再次用 1 倍的生理盐水稀释，可有效降低局部硬结的产生。

附：泪沟的影响因素、分类

泪沟的影响因素和分型是建立在中面部动、静态评估的基础上，包括对中面部下垂和容量缺失程度的评估，依此对泪沟分型（表7-3）。

表7-3　泪沟的影响因素、分类及注射方法的选择

影响因素	治疗方法							
	颧韧带周边骨膜上注射	眶外侧增厚区周边骨膜上注射	颧皮韧带周边骨膜上注射	眼轮匝肌支持韧带周边骨膜上注射	泪槽韧带周边骨膜上注射	颊内侧深层脂肪室注射	皮下注射	钝性分离粘连
有中面部松弛	√	√	√	√	√	√	—	—
无中面部松弛	√×	√×	√×	√×	√	√×	—	—
有中面部容量缺失	—	√×	√×	√×	√	√	—	—
无中面部容量缺失	×	×	×	×	√	×	√	×
皮肤厚	—	—	—	—	√	√×	√	—
皮肤薄	—	—	—	—	√	√×	√	—
粘连轻	—	—	—	—	√	√	√×	×
粘连重	—	—	—	—	√	√	√	√

注：×表示不需要，√表示需要，√×表示根据实际情况酌情使用，—表示该治疗方法不受此因素影响。

（四）上睑区域（E3、E4 区、MDM7 注射）

1. **剂量**　单次单侧 0.05 ~ 0.25 ml。

2. **层次**　眼轮匝肌下钝针注射（图 7-37）。

3. **材料选择**　首选交联度较低的柔软产品。

4. **注意事项**　钝针入口为眉弓外侧约 5 mm，层次为眼轮匝肌后脂肪室（ROOF）。上睑凹陷成因复杂，其中由于反复开闭眼睑引起的上睑提肌腱膜与眶隔、眼轮匝肌之间的粘连是很重要的原因，因此过多注射透明质酸是对眼睑开合的增重因素，务必要少量填充。寻找眼轮匝肌下层次时，可将眉部向头侧牵拉以暴露眶上缘轮廓，锐针针刺至骨膜上，置入钝针即为眼轮匝肌下层次。

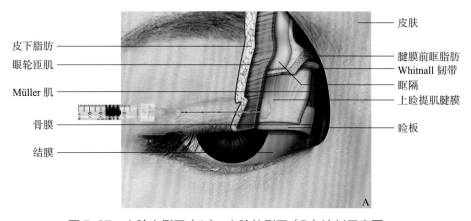

图 7-37　上睑内侧区（A）、上睑外侧区（B）注射示意图

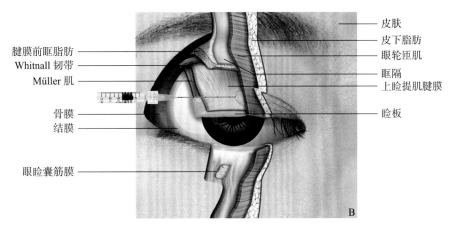

腱膜前眶脂肪
Whitnall 韧带
Müller 肌

骨膜
结膜

眼睑囊筋膜

皮肤
皮下脂肪
眼轮匝肌
眶隔
上睑提肌腱膜

睑板

B

图 7-37（续）

三、眼周区注射典型案例（图 7-38 ~ 7-41）

顺序	命名	注射区域	层次	针头	总剂量（ml）	材料	进针点	备注	注射目标区域
3	MDM1	E5（眶外侧增厚区）	骨膜上	锐针	0.05 ~ 0.15	软	眶外侧缘，单点	适应证：外眦下垂时可采用	眶外侧增厚区
4	MDM2	E6（睑颧沟区）	骨膜上（眼轮匝肌支持韧带下方）	锐针	0.05 ~ 0.3	软	睑颧沟凹陷区域多点，注射于眼轮匝肌支持韧带下方，1~4 点，每点 0.05 ~ 0.1 ml	适应证：①睑颧沟；②伴有泪沟者；③伴有中面部下垂者	眼轮匝肌支持韧带
7	MDM5	E7（泪沟区）	骨膜上	锐针	0.05 ~ 0.3	软	泪沟处垂直皮肤进针，单点 0.02 ~ 0.05 ml，单侧 1~5 点	适应证：泪沟	泪槽韧带上方眶骨峰，泪槽韧带下方骨膜上
11	MSM3	E6（睑颧沟区）、E7（泪沟区）	紧贴真皮的皮下浅层脂肪	钝针	0.05 ~ 0.3	软	瞳孔中线下方眶下神经出孔投影点和颧颊沟外下方约 1 cm，单侧 0.025 ~ 0.15 ml	适应证：眼轮匝肌支持韧带和泪槽韧带皮下粘连较重且皮肤较厚者；如皮肤较薄可选用低交联或无交联的透明质酸补充注射	皮下脂肪；需钝针分离眼轮匝肌支持韧带-泪槽韧带复合体导致的皮下粘连
13	MDM7	E3、E4 区（上睑凹陷的内外侧区）	眼轮匝肌下	钝针	0.05 ~ 0.25	软	钝针入口为眉弓外侧约 5 mm，层次为眼轮匝肌下，单侧剂量勿超过 0.25 ml	适应证：上睑凹陷。注意：上睑内侧很少需要填充	上睑眶隔前间隙

说明：数字顺序代表注射顺序。M：middle，中部 /medial，内侧；L：lateral，外侧；D：deep，深层；S：superfacial，浅层。

中面部 13 步法结构复位提升注射顺序

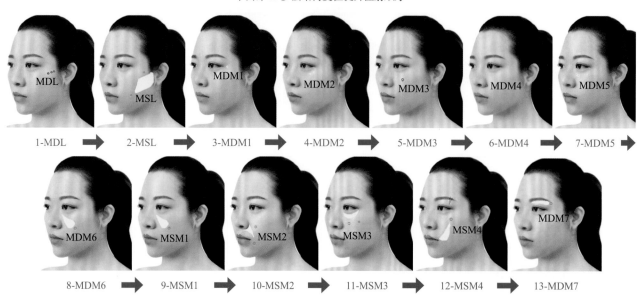

1-MDL　→　2-MSL　→　3-MDM1　→　4-MDM2　→　5-MDM3　→　6-MDM4　→　7-MDM5

8-MDM6　→　9-MSM1　→　10-MSM2　→　11-MSM3　→　12-MSM4　→　13-MDM7

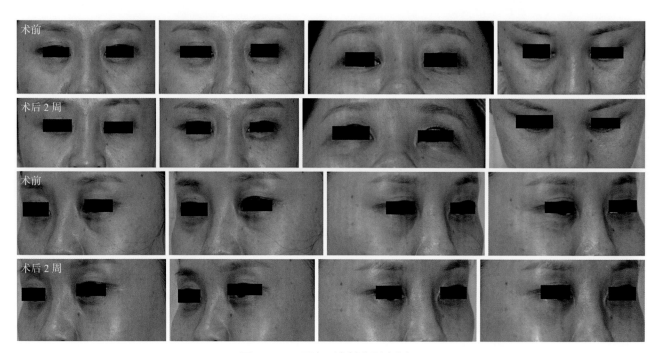

图 7-38　下睑区注射典型案例 1

右侧注射透明质酸剂量 0.45 ml（骨膜上 MDM1：0.05 ml；骨膜上 MDM2：0.1 ml；骨膜上 MDM5：0.15 ml；皮下层 MSM3：0.15 ml）；左侧注射透明质酸剂量 0.4 ml（骨膜上 MDM1：0.05 ml；骨膜上 MDM2：0.05 ml；骨膜上 MDM5：0.15 ml；皮下层 MSM3：0.15 ml）

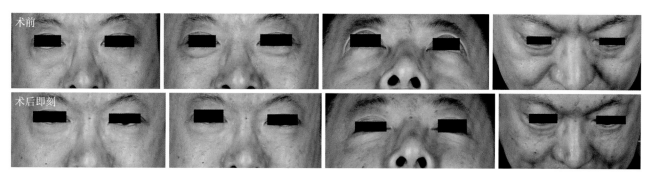

图 7-39　下睑区注射典型案例 2

右侧注射透明质酸剂量 0.6 ml（骨膜上 MDM2：0.2 ml；骨膜上 MDM5：0.2 ml；皮下层 MSM3：0.2 ml）；左侧注射透明质酸剂量 0.5 ml（骨膜上 MDM2：0.15 ml；骨膜上 MDM5：0.2 ml；皮下层 MSM3：0.15 ml）

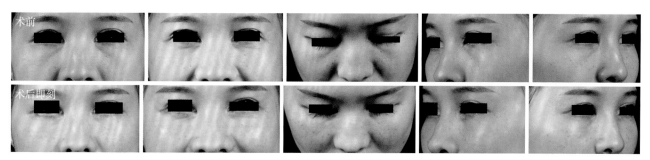

图 7-40　下睑区注射典型案例 3

左、右侧分别注射透明质酸剂量 0.3 ml（骨膜上 MDM5：0.15 ml；皮下层 MSM3：0.15 ml）

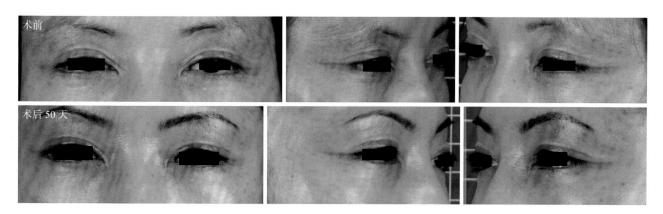

图 7-41　上睑区注射典型案例

左、右侧上睑凹陷区分别注射透明质酸剂量 0.25 ml（眼轮匝肌下层次 MDM7：0.25 ml）

中面部注射
教学视频

（注：扫描二维码后请按照提示注册后观看）

第八章

鼻部透明质酸注射

本章将详述鼻部的解剖、分区、材料选择、注射顺序、注射方法和注意事项（表 8-1、图 8-1）。

表 8-1　鼻部 5 步法结构复位

顺序	注射区域	层次	针头	总剂量（ml）	材料	进针点	备注	注射目标区域
1	N2（鼻背）	骨膜上和皮下脂肪	锐针和钝针	0.05～0.6	硬	骨性鼻背凹陷中线处 1～3 点锐针，钝针入针口为鼻尖下方	适应证：鼻背低平。骨性部分用锐针，软骨部分用钝针	骨膜上和软骨膜上
2	N3（鼻尖）	皮下脂肪或软骨膜上	钝针	0.05～0.2	硬	入针口为鼻尖下方	适应证：鼻尖圆钝、低平。注射时采用往复运动手法	皮下脂肪或软骨膜上
3	N4（鼻小柱）	皮下脂肪	钝针	0.05～0.15	硬	入针口为鼻尖下方	适应证：①鼻小柱显露过少；②鼻唇角较小；③鼻小柱短小	皮下脂肪
4	N5（鼻棘）	骨膜上	锐针	0.1～0.3	硬	鼻唇角顶点	适应证：①鼻唇角过小；②鼻尖偏斜	鼻棘旁骨膜上
5	N1（鼻根眉头延长线）	皮下脂肪	钝针	0.1～0.4	硬	鼻根眉头延长线的眉头侧	适应证：鼻背与眉弓过渡欠佳者	皮下脂肪

说明：数字顺序代表注射顺序。N：nose，鼻部。

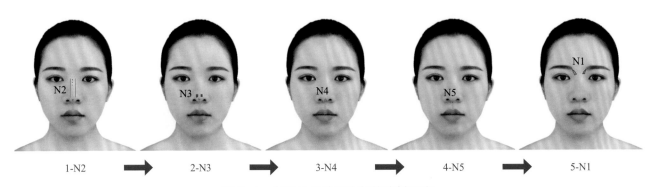

1-N2　　2-N3　　3-N4　　4-N5　　5-N1

图 8-1　鼻部 5 步法结构复位注射顺序

一、相关实体解剖（图 8-2 ~ 8-6）

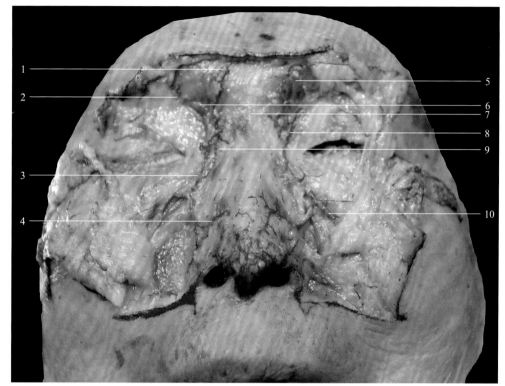

1 滑车上动脉
2 眶上动脉
3 角动脉
4 侧鼻动脉
5 皱眉肌
6 降眉肌
7 降眉间肌
8 角动脉与滑车上动脉的
  吻合
9 鼻背动脉
10 眶下动脉

图 8-2 鼻部动脉

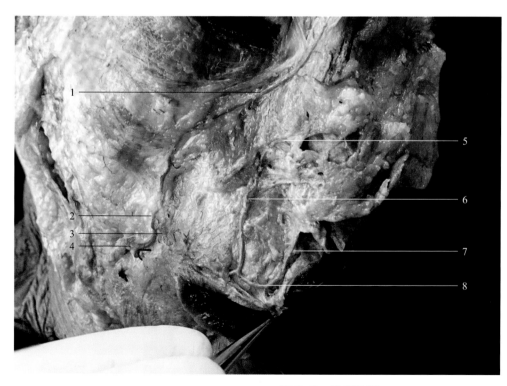

1 角动脉
2 面动脉外侧支
3 面动脉内侧支
4 面动脉
5 侧鼻动脉
6 走行鼻唇沟的面动脉
7 鼻小柱动脉
8 上唇动脉

图 8-3 鼻部动脉

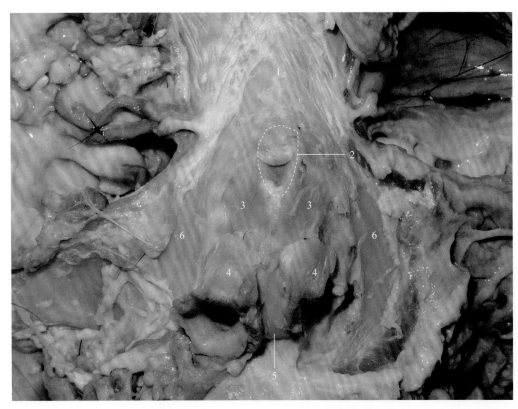

1 鼻骨
2 键石区
3 鼻侧软骨
4 鼻翼软骨
5 鼻中隔
6 上颌骨鼻突

图 8-4 鼻部软骨

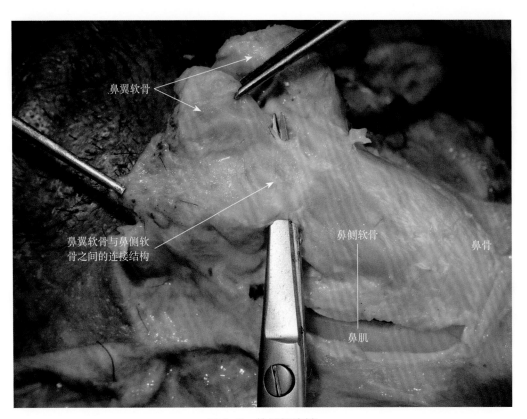

图 8-5 软骨间连接

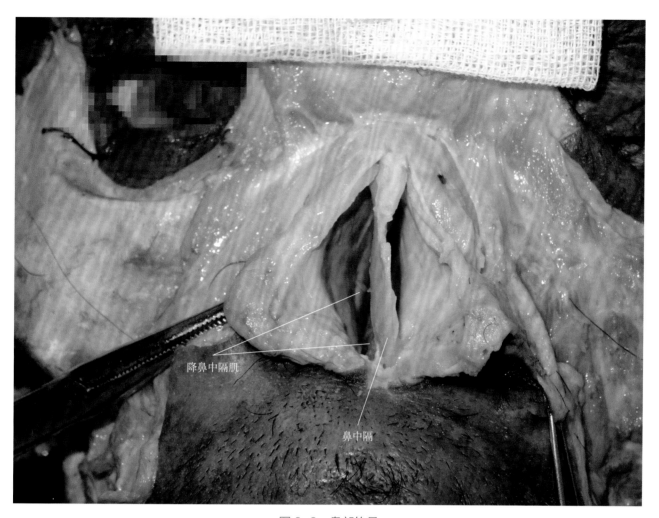

降鼻中隔肌

鼻中隔

图 8-6　鼻部软骨

二、鼻部注射具体方法及注意事项

（一）鼻背区（N2 区）

1. **剂量**　0.05 ~ 0.6 ml。

2. **层次**　骨膜上（锐针）和皮下脂肪（钝针）（图 8-7）。

3. **材料选择**　选择交联度高的稍硬产品。

4. **注意事项**　骨膜上锐针入针点为 1 ~ 3 针，最上方入针点应距鼻根点下方 5 mm 左右，防止透明质酸远期向上移位致鼻背变宽。骨膜上注射剂量不应超过 0.4 ml，否则由于鼻背筋膜下极为疏松，透明质酸远期会向周边扩散，也是导致鼻背变宽的重要因素。如骨膜上注射 0.4 ml 仍不能获得满意效果，则该患者鼻背不适合采用透明质酸注射完全矫正。皮下脂肪注射时，应重点注射两条鼻背亮线，以突出鼻背的轮廓感。如患者鼻部曾实施透明质酸注射或其他手术治疗，由于既有瘢痕对血管的固定作用，注射针进入血管的概率会增高，应提高警惕。

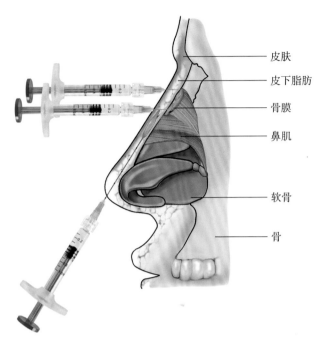

图 8-7　鼻背注射示意图

皮肤
皮下脂肪
骨膜
鼻肌
软骨
骨

（二）鼻尖区（N3区）

1. **剂量**　0.05 ~ 0.2 ml。

2. **层次**　软骨膜上（钝针）（图 8-8）。

3. **材料选择**　选择交联度高的稍硬产品。

4. **注意事项**　注射剂量勿超过 0.2 ml，否则会导致鼻尖远期变宽。由于鼻尖内的动脉有时会极为粗大，注射时采用钝针，并将钝针做小幅度往复运动（即使血管注入少量透明质酸也为无症状栓塞），可减少有症状栓塞的发生率。如患者鼻尖曾实施手术治疗或其他原因导致鼻尖瘢痕较重，则应放弃透明质酸注射治疗。

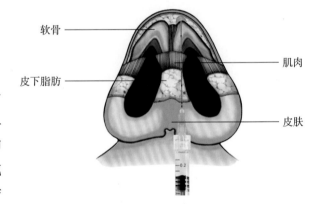

软骨
皮下脂肪
肌肉
皮肤

图 8-8　鼻尖注射示意图

（三）鼻小柱区（N4区）

1. **剂量**　0.05 ~ 0.15 ml。

2. **层次**　皮下脂肪层（钝针）（图 8-9）。

3. **材料选择**　选择交联度高的稍硬产品。

4. **注意事项**　自鼻尖处将钝针置入，用非注射手将鼻尖、鼻小柱向上牵拉的同时将透明质酸呈线性注射 2 ~ 3 个通路。因为东方人的鼻小柱显露较小，故注意勿注射过量。

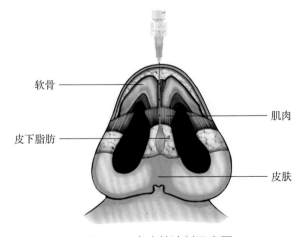

软骨
皮下脂肪
肌肉
皮肤

图 8-9　鼻小柱注射示意图

（四）鼻棘区（N5区）

1. 剂量　0.1~0.3 ml。

2. 层次　骨膜上单点注射（图8-10）。

3. 材料选择　选择交联度高的稍硬产品。

4. 注意事项　自鼻唇角中线处进针直达骨膜，单点注射可抬高鼻尖，增大鼻唇角。如患者存在鼻中隔偏曲，鼻尖偏斜，可于偏斜方多注射透明质酸，能够轻度矫正鼻尖偏斜。少部分患者可能出现微笑时紧绷感，2周左右不适感可消失。

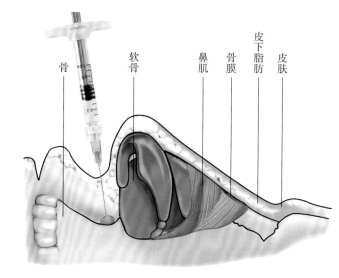

图8-10　鼻棘注射示意图

（五）鼻根眉头延长线区（N1区）

1. 剂量　单侧0.05~0.2 ml。

2. 层次　紧贴真皮的皮下脂肪层（图8-11）。

3. 材料选择　选择交联度高的稍硬产品。

4. 注意事项　由于该部位为危险区域，滑车上动脉和角动脉的走行层次极不恒定，因此只有紧贴真皮的皮下脂肪为安全层次。注意注射量勿过多，否则远期会出现透明质酸的游走而导致鼻根变宽。

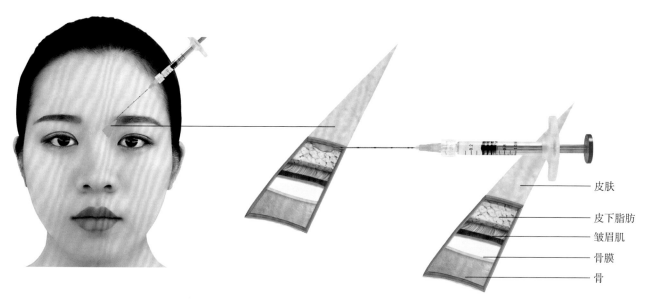

图8-11　鼻根眉头延长线注射示意图

三、鼻部注射典型案例（图 8-12 ~ 8-14）

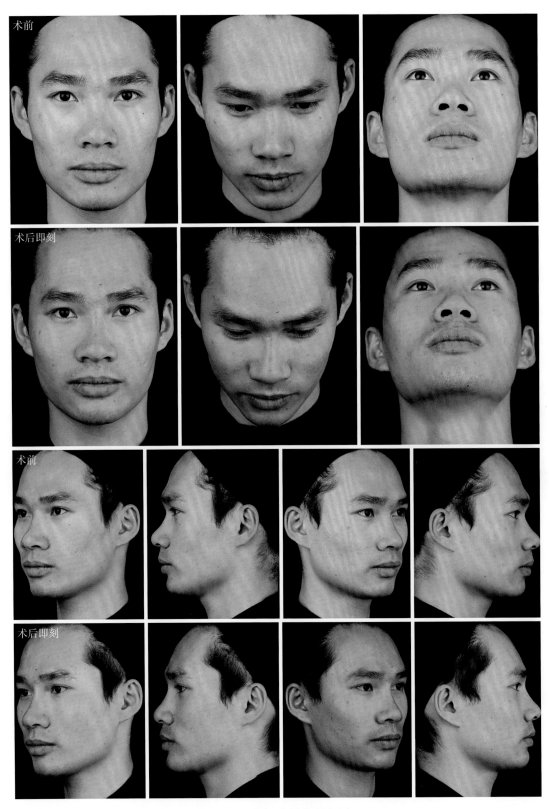

图 8-12　鼻部注射典型案例 1

鼻部注射透明质酸剂量 0.4 ml（骨膜上 N2：0.4 ml）

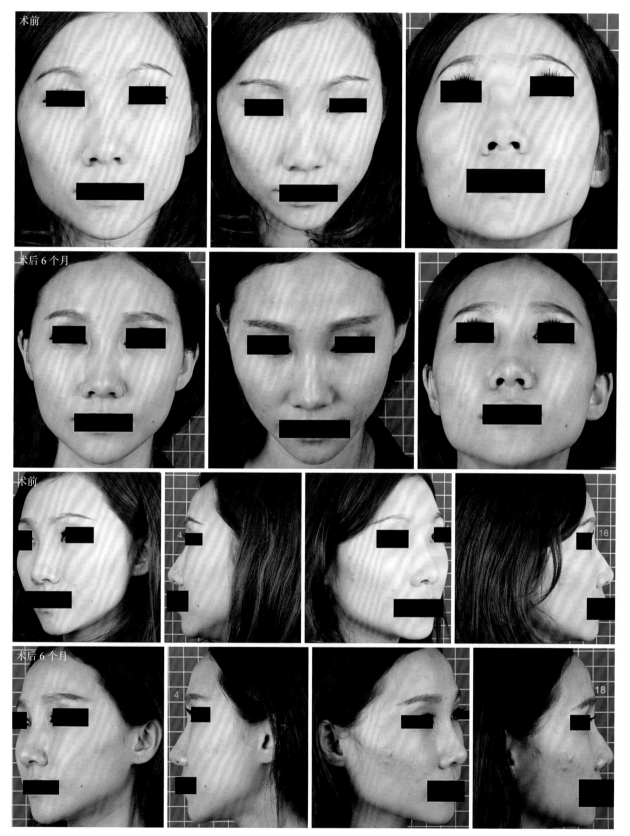

图 8-13 鼻部注射典型案例 2

鼻部注射透明质酸剂量 0.7 ml（骨膜上 N2：0.15 ml；皮下层 N2：0.15 ml；皮下层 N3：0.1 ml；骨膜上 N5：0.2 ml；皮下层 N1：单侧 0.05 ml）。注意观察鼻部双 "C" 线、鼻背亮线的增强，鼻背增高，鼻尖的上旋

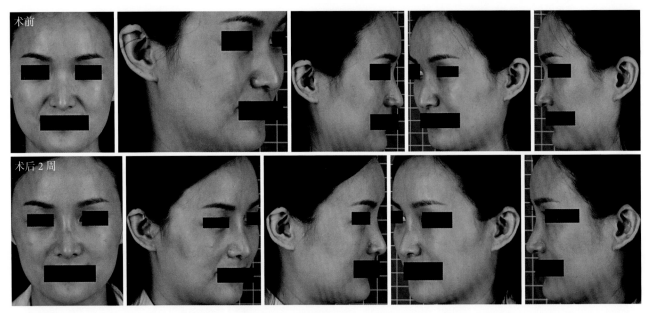

图 8-14　鼻部注射典型案例 3

鼻部注射透明质酸剂量 0.6 ml（骨膜上 N2：0.1 ml；皮下层 N2：0.15 ml；皮下层 N4：0.1 ml；骨膜上 N5：0.25 ml）。注意观察鼻背亮线的增强，鼻背增高，鼻尖的上旋

鼻部注射
教学视频

（注：扫描二维码后请按照提示注册后观看）

第九章

下面部透明质酸注射

本章将详述下面部（下颌角咬肌区、唇部、颏部）的解剖、分区、材料选择、注射顺序、注射方法和注意事项（图 9-1、表 9-1、图 9-2）。

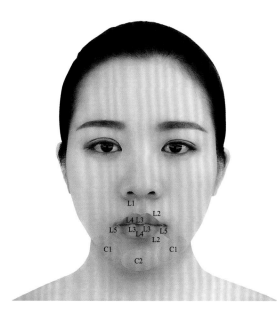

L1 人中嵴

L2 唇线

L3 上、下唇珠

L4 唇体

L5 木偶纹（口角下区）

LM 咬肌后侧下颌角投影区

C1 颏部过渡区

C2 颏部正中区

图 9-1 下面部注射分区

表 9-1 下面部 8 步法结构复位提升

顺序	命名	注射区域	层次	针头	总剂量（ml）	材料	进针点	备注	注射目标区域
1	LM	咬肌后侧下颌角投影区	骨膜上	锐针	0.1 ~ 0.5	硬	咬肌后侧下颌角起点区域，1~3 点，单点 0.05 ~ 0.2 ml	适应证：①面部较窄需变宽者；②存在"羊腮"，年龄较大，不在意面部变宽者	咬肌下的下颌骨转角之骨膜上
2	LC1	C1（颏部下颌线过渡区）	骨膜上或皮下脂肪	锐针或钝针	0.1 ~ 1.0	硬	锐针点位为颏部下颌线连接断裂区。钝针入针口为下唇珠垂线与下颌线交点	适应证：颏部短缩，下颌曲线过渡欠佳	下颌韧带旁骨膜上和皮下脂肪

续表

顺序	命名	注射区域	层次	针头	总剂量（ml）	材料	进针点	备注	注射目标区域
3	LC2	C2（颏部正中区）	骨膜上或皮下脂肪	锐针或钝针	0.1~3.0	硬	颏部短缩区域	适应证：颏部短缩	下颌骨体部骨膜上和皮下脂肪
4	LL1	L1（人中嵴）	紧贴真皮的皮下脂肪	锐针	0.1~0.2	软	唇峰顶点，自尾端向头端注射	适应证：①人中嵴不清晰；②人中过长	皮下脂肪
5	LL2	L2（唇线）	红白唇交界的皮下脂肪	锐针	0.1~0.5	软	沿上下唇线区域多点入针退针注射	适应证：唇线不清晰，唇部外翻欠佳	红白唇交界皮下脂肪
6	LL3	L3（上、下唇珠）	口轮匝肌内和黏膜下	锐针	0.2~1.0	软	干湿唇交界单点（自红唇向白唇方向）或红白唇交界单点（自白唇向红唇方向）	适应证：唇珠形态不佳	口轮匝肌内和黏膜下
7	LL4	L4（唇体）	口轮匝肌内和黏膜下	锐针或钝针	0.2~1.2	软	锐针或钝针注射于干湿唇交界处。钝针入针口为口角	适应证：①唇体饱满度不佳（口轮匝肌内钝针注射）；②唇部外翻欠佳（黏膜下）	口轮匝肌内和黏膜下
8	LL5	L5（口角下、木偶纹）	口轮匝肌内和皮下脂肪	锐针或钝针	0.2~0.8	软	锐针或钝针均可注射于口轮匝肌内和皮下脂肪。锐针自口角向下方入针注射，呈楔形。钝针入针口为下唇珠垂线与下颌线交点	适应证：①木偶纹；②口角下垂	口轮匝肌内和皮下脂肪

说明：数字顺序代表注射顺序。L：lower，下部 /lip，唇部；M：masseter，咬肌；C：chin，颏部。

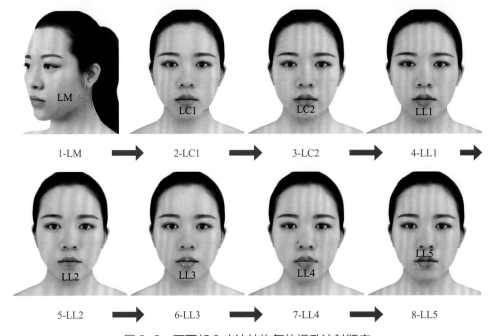

1-LM　→　2-LC1　→　3-LC2　→　4-LL1

5-LL2　→　6-LL3　→　7-LL4　→　8-LL5

图 9-2　下面部 8 步法结构复位提升注射顺序

第一节　咬肌覆盖的下颌转角区域及颏部透明质酸注射

一、相关实体解剖（图 9-3 ~ 9-5）

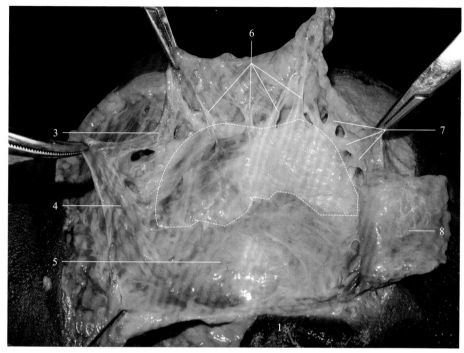

1	左耳垂
2	咬肌前间隙范围
3	下颌间隔
4	颈阔肌悬韧带
5	腮腺
6	咬肌皮肤韧带
7	颧韧带
8	耳前 SMAS

图 9-3　咬肌前间隙、下颌间隔

下颌间隔是下颌韧带的延续部分，起自咬肌前的下颌骨，止于颈阔肌，其松弛是形成下颌囊袋的原因。下颌间隔与下颌韧带之间的区域是下颌缘出现顿挫的主要区域，为透明质酸的注射区域。透明质酸勿注入咬肌前间隙

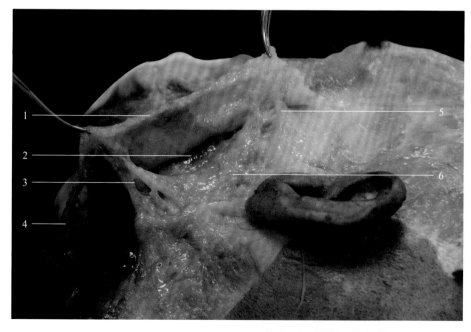

1	颈阔肌浅层脂肪
2	咬肌筋膜
3	颈阔肌悬韧带
4	颈阔肌
5	颧韧带
6	腮腺筋膜

图 9-4　颈阔肌悬韧带

下面部层次：①皮肤；②颈阔肌浅层脂肪；③颈阔肌；④颈阔肌后间隙和咬肌前间隙；⑤腮腺咬肌筋膜和颈深筋膜

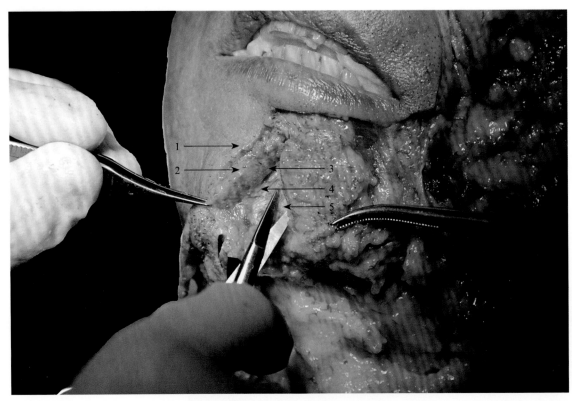

1　皮肤
2　皮下浅层
　　脂肪
3　颊肌
4　颏部正中
　　深层脂
　　肪室
5　骨膜

图 9-5　颏部深层脂肪室
该脂肪室是颏部注射透明质酸的主要部位

二、咬肌覆盖的下颌转角区域注射具体方法及注意事项

1. **剂量**　单侧 0.1 ~ 0.5 ml。
2. **层次**　咬肌深方的下颌骨转角处骨膜上（图 9-6）。

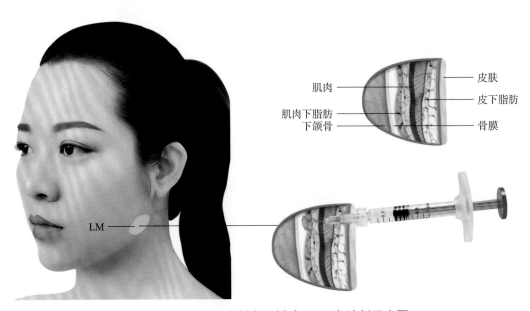

图 9-6　咬肌覆盖的下颌转角区域（LM 区）注射示意图

3. **材料选择**　选择交联度高的稍硬产品。

4. **注意事项**　此区可采用单点或多点注射到骨膜表面，起到支撑作用，可提拉并减轻"羊腮"。

三、颏部注射具体方法及注意事项

（一）颏部下颌线过渡区（C1区）

1. **剂量**　单侧 0.1 ~ 0.5 ml。

2. **层次**　骨膜上或皮下脂肪（图 9-7）。

3. **材料选择**　选择交联度高的稍硬产品。

4. **注意事项**　此区注射骨膜上时，应用非注射手触及咬肌前缘的面动脉切迹，多数患者比较明显。少部分患者不明显时，应在咬肌前缘之前 1 cm 做骨膜上的注射，避免注入面动脉。此区为颏部注射的首选注射区域，应将透明质酸的量均匀分布，否则易出现"木偶手柄"样颏部。

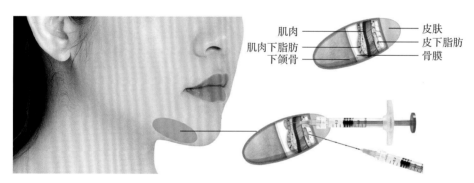

图 9-7　颏部下颌线过渡区（木偶纹延长线与下颌线交界处）注射示意图

（二）颏部正中区（C2区）

1. **剂量**　0.1 ~ 3.0 ml。

2. **层次**　骨膜上或皮下脂肪（图 9-8）。

3. **材料选择**　选择交联度高的稍硬产品。

4. **注意事项**　此区注射骨膜上时，应先注射外侧颏部，本着"自外侧向内侧"的原则注射，有利于保证下颌线的顺滑。由于下颌骨体部骨膜上可能存在粗大的骨膜支，因此注射时采用单点范围内多点微量注射（单次推注小于 0.01 ml）的方法，防止出现有症状栓塞。颏部的延长应在下颌骨转角处多实施注射，前翘应在下颌骨中线偏上（即颏前点）位置实施注射。由于皮下脂肪的填充过量会出现丁达尔现象，以及颏肌运动时出现透明质酸与颏肌分离状改变，因此皮下脂肪的注射只作为辅助平缓局部皱纹的作用。

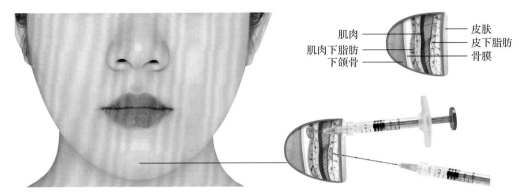

肌肉　　　　皮肤
　　　　　　皮下脂肪
肌肉下脂肪
下颌骨　　　骨膜

图 9-8　颏部正中区注射示意图

四、咬肌覆盖的下颌转角区域及颏部注射典型案例（图 9-7 ~ 9-11）

顺序	命名	注射区域	层次	针头	总剂量（ml）	材料	进针点	备注	注射目标区域
1	LM	咬肌后侧下颌角投影区	骨膜上	锐针	0.1 ~ 0.5	硬	咬肌后侧下颌角起点区域，1 ~ 3 点，单点 0.05 ~ 0.2 ml	适应证：①面部较窄需变宽者；②存在"羊腮"，年龄较大，不在意面部变宽者	咬肌下的下颌骨转角之骨膜上
2	LC1	C1（颏部下颌线过渡区）	骨膜上或皮下脂肪	锐针或钝针	0.1 ~ 1.0	硬	锐针点位为颏部下颌线连接断裂区。钝针入针口为下唇珠垂线与下颌线交点	适应证：颏部短缩，下颌曲线过渡欠佳	下颌韧带旁骨膜上和皮下脂肪
3	LC2	C2（颏部正中区）	骨膜上或皮下脂肪	锐针或钝针	0.1 ~ 3.0	硬	颏部短缩区域	适应证：颏部短缩	下颌骨体部骨膜上和皮下脂肪

说明：数字顺序代表注射顺序。L：lower，下部 /lip，唇部；M：masseter，咬肌；C：chin，颏部。

下面部 8 步法结构复位注射顺序

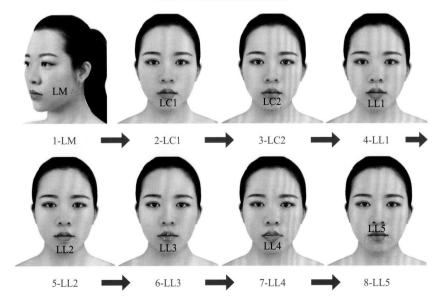

1-LM　➡　2-LC1　➡　3-LC2　➡　4-LL1　➡

5-LL2　➡　6-LL3　➡　7-LL4　➡　8-LL5

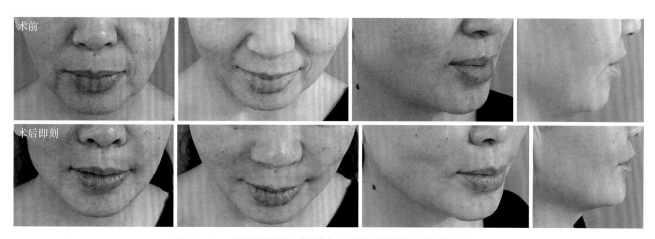

图 9-9　咬肌覆盖的下颌转角区域及颏部注射典型案例 1

转角区及颏部注射透明质酸剂量 2.0 ml（骨膜上 LM：单侧 0.3 ml；骨膜上 LC1：单侧 0.3 ml；骨膜上 LC2：单侧 0.6 ml；皮下层 LC1：单侧 0.1 ml）。注意观察"Jowl"的减轻

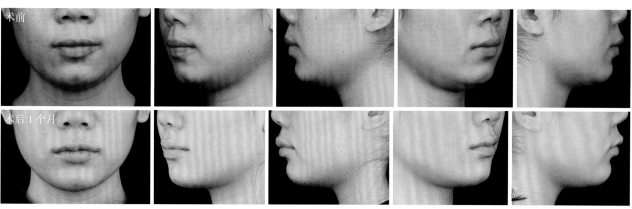

图 9-10　颏部注射典型案例 2

颏部注射透明质酸剂量 1.2 ml（骨膜上 LC1：单侧 0.2 ml；骨膜上 LC2：单侧 0.8 ml）

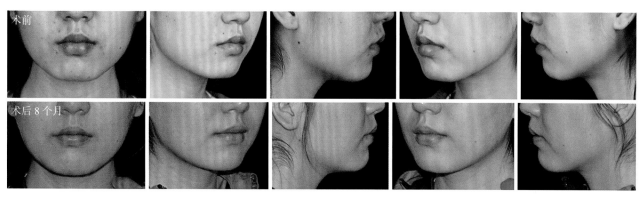

图 9-11　颏部注射典型案例 3

颏部注射透明质酸剂量 1.6 ml（骨膜上 LC1：单侧 0.3 ml；骨膜上 LC2：单侧 1.0 ml）

第二节　唇部透明质酸注射

一、相关实体解剖（图 9-12、9-13）

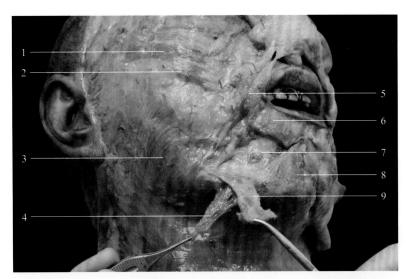

1	颧小肌
2	颧大肌
3	颈阔肌
4	降口角肌
5	蜗轴
6	口轮匝肌
7	颏神经血管束
8	颏肌
9	降下唇肌

图 9-12　中下面部及口周的肌肉

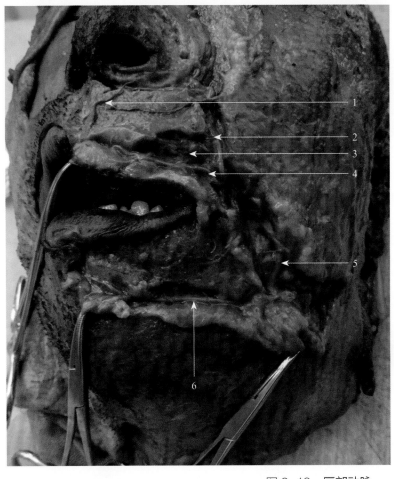

1	人中嵴动脉
2	鼻唇沟动脉
3	口轮匝肌
4	上唇动脉
5	面动脉主干
6	下唇动脉

图 9-13　唇部动脉

二、唇部注射具体方法及注意事项

（一）人中嵴（L1 区）

1. **剂量**　单侧单次 0.05 ~ 0.1 ml。
2. **层次**　紧贴真皮的皮下脂肪（图 9-14）。
3. **材料选择**　选择交联度低的柔软产品。
4. **注意事项**　由于人中嵴动脉较浅，因此应尽量贴近真皮注射，确保注射安全。由于口轮匝肌运动较多，透明质酸发生远期游走扩散的可能性较大，因此要控制注射剂量。

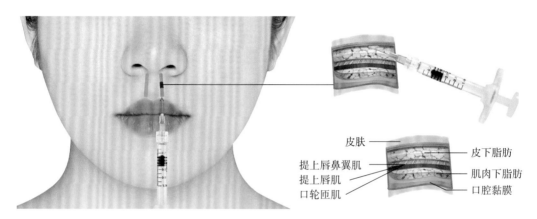

图 9-14　人中嵴注射示意图

（二）唇线（L2 区）

1. **剂量**　上唇单次 0.1 ~ 0.2 ml，下唇单次 0.1 ~ 0.2 ml。
2. **层次**　紧贴真皮的皮下脂肪（图 9-15）。
3. **材料选择**　选择交联度低的柔软产品。
4. **注意事项**　唇线为形态学命名，非解剖学命名，解剖学称之为"柱状线"。该线在上唇人中处即上唇"M"线的内侧 2/3 较为明显，外侧 1/3 较为模糊，下唇柱状线也不明显。因此应将剂量多用于上唇内侧的部分，其他部分用量较少。另外，当患者存在颏唇角较大的情况时，可通过下唇中部唇线的注射起到外翻下唇、缩小颏唇角的作用。

（三）上、下唇珠（L3 区）

1. **剂量**　上唇珠单次 0.1 ~ 0.4 ml，下唇珠单侧单次 0.1 ~ 0.4 ml。
2. **层次**　口轮匝肌内或黏膜下（图 9-16）。
3. **材料选择**　选择交联度低的柔软产品。
4. **注意事项**　上唇或下唇动脉的走行特点是越偏向中线，走行越偏向于黏膜层，因此注射上唇珠时在口轮匝肌的中间层内注射较为安全，注射下唇珠时在口轮匝肌深层注射较为安全。锐针注射时务必采用单次极微量推注及往复运动手法，降低出现有症状栓塞的可能性。如欲将上唇珠上翘，则应自"M"形唇峰的峰谷处向干湿唇黏膜方向入针，将透明质酸注入干湿唇黏膜交界处及干性红唇部位；注射时应自黏膜看到针尖和针体，并看到透明质酸的逐渐隆起。

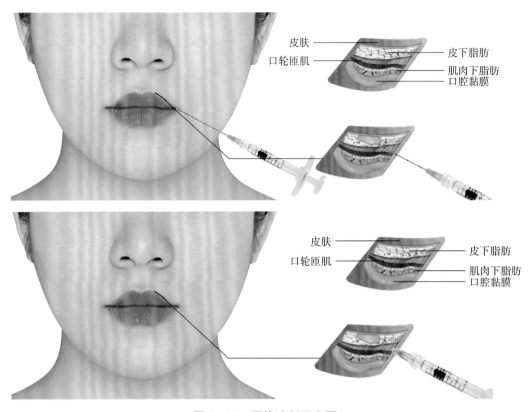

图 9-15　唇线注射示意图

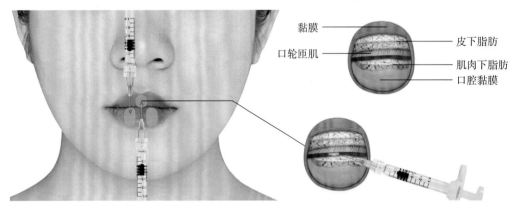

图 9-16　上、下唇珠注射示意图

（四）唇体（L4区）

1. 剂量　上唇单次 0.1 ～ 0.5 ml，下唇单次 0.1 ～ 0.8 ml。

2. 层次　口轮匝肌内或黏膜下（图 9-17）。

3. 材料选择　选择交联度低的柔软产品。

4. 注意事项　如上下唇部容量原始比例较为适当，即约为上：下 =2：3，则应将上下唇剂量按如此分配，若否则可适当调整剂量。将透明质酸注入干湿唇黏膜交界处，注射时应自黏膜看到针尖和针体，并看到透明质酸的逐渐隆起，目的为外翻红唇。当患者衰老较重，出现整个唇体萎缩凹陷时，可在口轮匝肌内注射透明质酸，将整个唇体饱满，但较少采用。

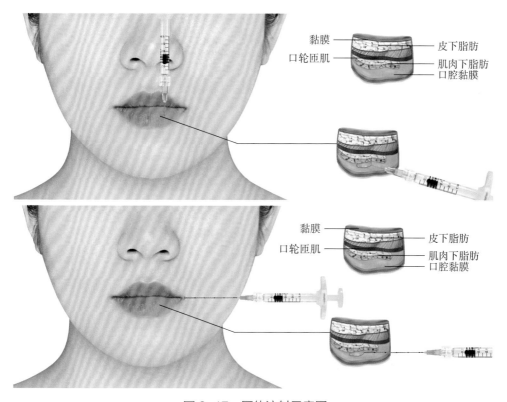

图 9-17　唇体注射示意图

（五）口角下区、木偶纹（L5区）

1. 剂量　单侧单次 0.1 ～ 0.3 ml。

2. 层次　口轮匝肌内或皮下脂肪（图 9-18）。

3. 材料选择　选择交联度低的柔软产品。

4. 注意事项　为支撑口角的注射适宜采用钝针自下方向口角区注射，层次为口轮匝肌的深层（降口角肌下层次）。如注射过浅，则支撑效果欠佳。为平滑皱纹及填补凹陷的注射适宜采用钝针做皮下脂肪层的注射。为进一步提拉口角，可在口角位置自上方向下方入针，在皮下脂肪层做 2 ～ 3 条的支撑。

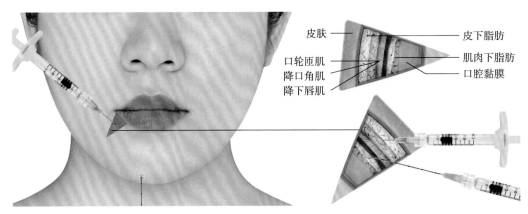

图 9-18　口角下区注射示意图

三、唇部注射典型案例（图 9-19 ～ 9-22）

顺序	命名	注射区域	层次	针头	总剂量（ml）	材料	进针点	备注	注射目标区域
4	LL1	L1（人中嵴）	紧贴真皮的皮下脂肪	锐针	0.1 ～ 0.2	软	唇峰顶点，自尾端向头端注射	适应证：①人中嵴不清晰；②人中过长	皮下脂肪
5	LL2	L2（唇线）	红白唇交界的皮下脂肪	锐针	0.1 ～ 0.5	软	沿上下唇线区域多点入针退针注射	适应证：唇线不清晰，唇部外翻欠佳	红白唇交界皮下脂肪
6	LL3	L3（上、下唇珠）	口轮匝肌内和黏膜下	锐针	0.2 ～ 1.0	软	干湿唇交界单点（自红唇向白唇方向）或红白唇交界单点（自白唇向红唇方向）	适应证：唇珠形态不佳	口轮匝肌内和黏膜下
7	LL4	L4（唇体）	口轮匝肌内和黏膜下	锐针或钝针	0.2 ～ 1.2	软	锐针或钝针注射于干湿唇交界处。钝针入针口为口角	适应证：①唇体饱满度不佳（口轮匝肌内钝针注射）；②唇部外翻欠佳（黏膜下）	口轮匝肌内和黏膜下
8	LL5	L5（口角下、木偶纹）	口轮匝肌内和皮下脂肪	锐针或钝针	0.2 ～ 0.8	软	锐针或钝针均可注射于口轮匝肌内和皮下脂肪。锐针自口角向下方入针注射，呈楔形。钝针入针口为下唇珠垂线与下颌线交点	适应证：①木偶纹；②口角下垂	口轮匝肌内和皮下脂肪

说明：数字顺序代表注射顺序。L：lower，下部 /lip，唇部；M：masseter，咬肌；C：chin，颏部。

下面部 8 步法结构复位注射顺序

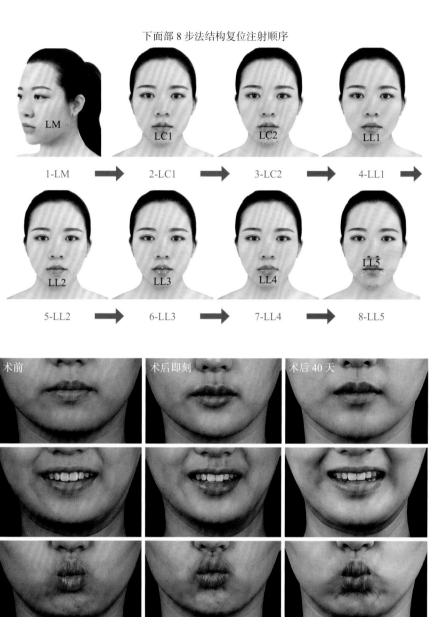

1-LM → 2-LC1 → 3-LC2 → 4-LL1 →

5-LL2 → 6-LL3 → 7-LL4 → 8-LL5

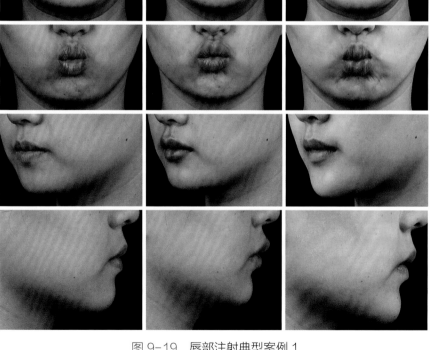

图 9-19 唇部注射典型案例 1

唇部注射透明质酸剂量 1.3 ml（皮下层 LL1：单侧 0.05 ml；皮下层 LL2：0.2 ml；口轮匝肌内 LL3：上唇珠 0.2 ml，下唇珠各 0.2 ml；黏膜下 LL4：上唇 0.15 ml，下唇 0.25 ml）

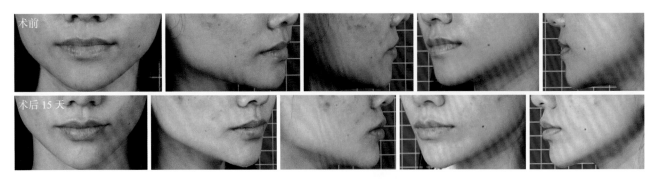

图 9-20　唇部注射典型案例 2

唇部注射透明质酸剂量 1.0 ml（皮下层 LL1：单侧 0.05 ml；皮下层 LL2：0.2 ml；口轮匝肌内 LL3：上唇珠 0.15 ml，下唇珠各 0.15 ml；黏膜下 LL4：上唇 0.1 ml，下唇 0.15 ml）

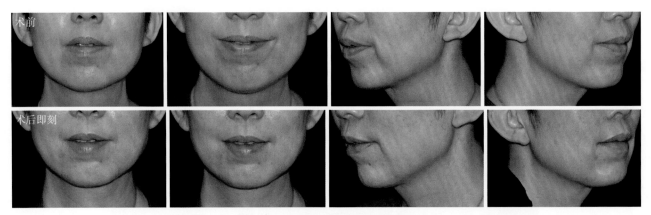

图 9-21　木偶纹注射典型案例 1

木偶纹注射透明质酸剂量 0.5 ml（皮下层 LL5：单侧 0.25 ml）

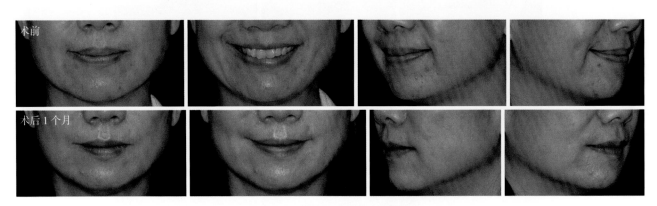

图 9-22　木偶纹注射典型案例 2

木偶纹注射透明质酸剂量 0.4 ml（皮下层 LL5：单侧 0.2 ml）

下面部注射
教学视频

（注：扫描二维码后请按照提示注册后观看）

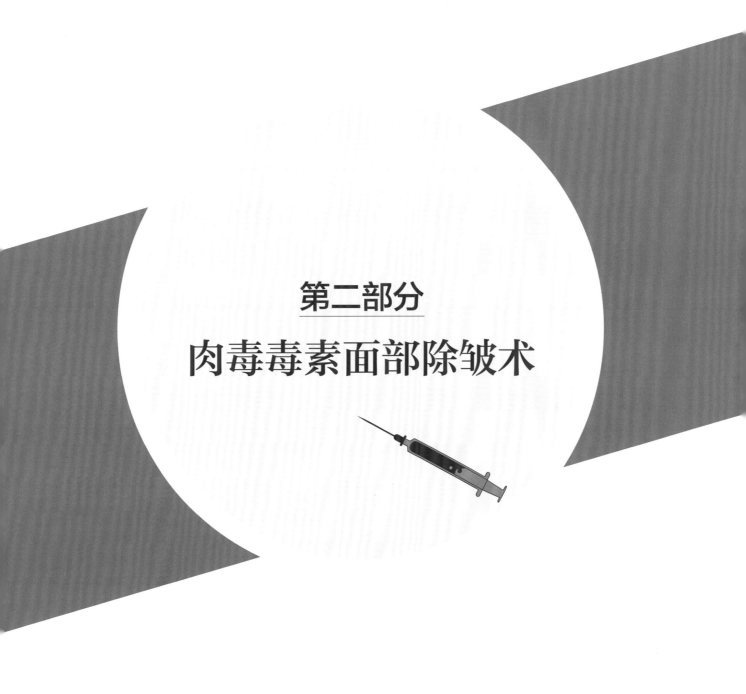

第二部分

肉毒毒素面部除皱术

第十章

肉毒毒素概述和作用原理

肉毒毒素（botulinum toxin, BTN）是一种特异性阻断乙酰胆碱释放的纳克级蛋白。其由厌氧的肉毒梭状芽孢杆菌分泌，经过分离、纯化、稳定（加入或不加入不同的保护蛋白，如人血白蛋白、胶原等）处理后，可作为药物使用[1]。不同菌株的肉毒梭状芽孢杆菌可产生 7 种 BTN，分别为 BNT-A,B,C,D,E,F,G，其中 BNT-A,B,E,F,G 对人的神经系统有影响，而只有 BNT-A,B 可作为药物使用。目前，绝大多数应用于医美领域的 BTN 为 BNT-A，BNT-B 的总体市场占有率较少，非常适用于存在 BNT-A 抵抗的一类患者[2]。

中国目前上市的 4 种品牌（截至 2021 年 1 月，排名不分先后）BTN 的特性如表 10-1 所示[3]。

表 10-1　中国目前上市的 4 种品牌 BTN 特性

品牌名称	保妥适（Botox）	衡力（Hengli）	吉适（Dysport）	乐提葆（Letybo）
生产厂家	艾尔建（Allergan）公司，爱尔兰建厂	中国兰州生物制品研究所	英国 Ipsen 公司	韩国 Hugel 公司
FDA 通用名	Onabotulinum toxin A	无	Abobotulinum toxin A	Letibotulinum toxin A
首次获批	1989 年，美国	1993 年，中国	1991 年，英国	2009 年，日本
血清型	A 型	A 型	A 型	A 型
菌株	Hall（Allergan 专利）	Hall	Hall	CBFC26（专利）
作用靶点	SNAP-25 蛋白	SNAP-25 蛋白	SNAP-25 蛋白	SNAP-25 蛋白
复合体分子量	500～900 KDa	未知	900 KDa	900 KDa
中国获批适应证	眉间纹、鱼尾纹	眉间纹	眉间纹	眉间纹
赋形剂	人血白蛋白 50 μg、氯化钠	蔗糖、右旋糖酐、猪明胶	人血白蛋白 125 μg、乳糖	人血白蛋白 50 μg、氯化钠
储存条件	-5 ℃以下或 2～8 ℃	2～8 ℃	2～8 ℃	2～8 ℃
规格	50 U、100 U	50 U、100 U	300 U	100 U
有效期	36 个月	36 个月	24 个月	36 个月
稀释后保存	2～8 ℃（美国 24 h，中国 4 h）	2～8 ℃（中国 4 h）	2～8 ℃（英国 24 h）	中国、韩国 24 h

BTN-A 作为一种肌肉动力的控制剂，主要原理是封闭乙酰胆碱受体，从而降低横纹肌和平滑肌的肌肉张力、减少腺体分泌，以获得预期的临床效果。

BTN-A 注入人体后的起效时间通常为 48 h 以后，临床中偶尔可见注射后数小时即起效或者 2 周后才起效的极端病例。BTN-A 通常于术后 2~4 周达到作用高峰，然后维持术后效果 3~12 个月，平均时间为 6 个月左右。

第十一章

肉毒毒素面部注射除皱相关解剖

皱眉肌、降眉肌、降眉间肌实体解剖见图 8-2；眼轮匝肌、额肌实体解剖见图 6-4；提上唇肌、提上唇鼻翼肌实体解剖见图 7-20；鼻肌实体解剖见图 8-5；降鼻中隔肌实体解剖见图 8-6；颧大肌、颧小肌、降口角肌、降下唇肌、蜗轴、颏肌、口轮匝肌实体解剖见图 9-12 和图 9-13。

面部表情肌多起自深层的骨膜或肌肉，止于皮肤或表浅的肌肉融合处（图 11-1）。人类面部表情丰富，通过复杂的面部肌肉收缩，表达出高兴、惊讶、恐惧、厌恶、愤怒和悲伤这 6 种基本情绪。面部表情肌的收缩会形成诸多皱纹，如鱼尾纹、抬头纹等。面部肌肉起止点、功能以及协同、拮抗肌见表 11-1。

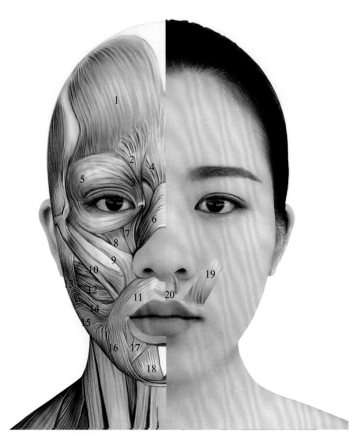

1　额肌
2　皱眉肌
3　降眉肌
4　降眉间肌
5　眼轮匝肌
6　鼻肌
7　提上唇鼻翼肌
8　提上唇肌
9　颧小肌
10　颧大肌
11　口轮匝肌
12　颊肌
13　咬肌
14　笑肌
15　颈阔肌
16　降口角肌
17　降下唇肌
18　颏肌
19　提口角肌
20　降鼻中隔肌

图 11-1　面部表情肌示意图

表 11-1　面部表情肌的起止点、功能及协同、拮抗肌

肌肉	起止点	功能	协同肌	拮抗肌
额肌	上方与帽状腱膜接续，下方与眼轮匝肌、皱眉肌、降眉肌和降眉间肌等相融合	双向收缩肌肉。上方下拉发际线，下方提升眉部	—	皱眉肌、降眉肌、降眉间肌、眼轮匝肌
眼轮匝肌	附着于睑裂周边，并以睑裂为中心向周边扩展，分为睑板部、眶隔部、眶部和泪泵部	睑板部：在使上下睑贴向角膜侧时起主要作用。眶部：闭合睑裂，挤压闭合结膜穹窿，与"眼袋"密切相关，通过眼轮匝肌支持韧带-泪槽韧带复合体与眶隔部眼轮匝肌隔开。眶隔部：闭合睑裂。泪泵部：通过虹吸将泪液吸入鼻泪管，与"干眼"和"湿眼"症状密切相关	皱眉肌、降眉肌、降眉间肌、鼻背肌、颧大肌、颧小肌	额肌、上睑提肌
皱眉肌	起于眶内侧，斜头和水平头分别止于眉头内侧和眉中间部	斜头：下降和内聚眉头；水平头：内聚眉部	降眉肌、降眉间肌、鼻背肌	额肌
降眉间肌	起于鼻骨，止于眉间皮肤	下降眉头	降眉肌、皱眉肌、鼻背肌	额肌
降眉肌	起于内眦韧带，止于眉头皮肤	下降眉头	降眉间肌、皱眉肌、鼻背肌	额肌
鼻肌	起于鼻骨与上颌骨移行处，插入鼻背腱膜，形似马鞍，其上部部分为横行纤维，称为鼻孔压肌，收缩后引起鼻背纹和内眦向鼻背延伸区皱纹。鼻肌下方部分为鼻孔开大肌	压闭鼻孔：鼻孔压肌；开大鼻孔：鼻孔开大肌	降眉肌、降眉间肌、提上唇鼻翼肌	无
颧大肌	起自颧颞缝前方颧骨面斜向肌纤维，斜行向内下方，止于蜗轴，与提口角肌、口轮匝肌等融合	向外上方牵拉口角	颧小肌、提上唇鼻翼肌、提上唇肌、提口角肌、笑肌	口轮匝肌、颊肌、降口角肌
颧小肌	起自颧颌缝后方颧骨骨面肌束，斜行向内下方向，部分肌束与眼轮匝肌外侧部融合。止于口角内侧上唇皮肤，部分肌束与口轮匝肌浅层融合	向外上方牵拉上唇及口角	颧大肌、提上唇鼻翼肌、提上唇肌、提口角肌、笑肌	口轮匝肌、颊肌
提上唇肌	起自眶下缘与眶下孔之间的上颌骨面，向下内方向逐渐浅行，与口轮匝肌纤维交织，后止于上唇外侧半皮肤及人中嵴，与提上唇鼻翼肌共同形成人中嵴的嵴状结构	向外上方及上方牵拉上唇	颧大肌、提上唇鼻翼肌、颧小肌、提口角肌、笑肌	口轮匝肌、颊肌
提上唇鼻翼肌	起于上颌骨额突，下行分为两束，内侧束插入鼻软骨和鼻部皮肤，外侧束穿入上唇，与提上唇肌和口轮匝肌融合	内侧束：鼻孔开大、鼻唇沟外上移位、上提和外翻上唇；外侧束：上提、外翻上唇	内侧部：鼻孔开大肌；外侧部：提上唇肌、颧大肌、颧小肌、提口角肌	口轮匝肌
提口角肌	起自上颌骨的眶下孔下方的尖牙窝内，止于口角皮肤，部分纤维与降口角肌和口轮匝肌相融合	上提口角及上唇	提上唇肌、颧大肌、颧小肌、提上唇鼻翼肌、笑肌	口轮匝肌

续表

肌肉	起止点	功能	协同肌	拮抗肌
降鼻中隔肌	起于上颌骨鼻棘，肌纤维向上附着于鼻翼软骨内侧脚下端，部分纤维与口轮匝肌相融合	微笑时，此肌肉收缩导致鼻尖下移，鼻尖体积相对变大。静息状态下，此肌肉张力过大也可使鼻尖呈下垂状态	提上唇肌、颧大肌、颧小肌、提上唇鼻翼肌、提口角肌、笑肌	无
口轮匝肌	口轮匝肌分为上、下唇部，呈环形，有多组肌肉参与并与其融合。口轮匝肌分为浅层、中层和深层纤维。部分浅层纤维可自唇部的一侧走行至对侧唇部，浅层纤维又分为上组纤维束（鼻束）和下组纤维束（鼻唇束）：鼻束起于颧骨、上颌骨和鼻骨，肌纤维主要来自颧大肌、颧小肌、提上唇肌、提上唇鼻翼肌、鼻横肌；鼻唇束起于下颌骨的尖牙窝，肌纤维主要来自降下唇肌。深层纤维来自颊肌唇部，构成口轮匝肌深层，其下缘的肌纤维与黏膜一起向外翻卷形成唇红。中层纤维由颧大肌、颧小肌、提上唇肌、提上唇鼻翼肌、提口角肌、降口角肌和降下唇肌的纤维参与组成	闭唇，使唇突出，协助吸吮、吞咽、咀嚼、发音	极为复杂，目前尚不清晰，不同的动作下参与形成口轮匝肌的肌肉均可作为协同肌肉	极为复杂，目前尚不清晰，不同的动作下参与形成口轮匝肌的肌肉均可作为拮抗肌肉
笑肌	起自腮腺咬肌筋膜，止于蜗轴，行进过程中及止点处部分纤维止于皮肤	向外牵拉口角	提上唇肌、颧大肌、颧小肌、提上唇鼻翼肌、提口角肌、	口轮匝肌
颊肌	起自上颌骨牙槽突后外侧面的翼突下颌缝，下颌骨3个磨牙齿槽突的外侧面，肌纤维向口角集中并与口轮匝肌形成交叉	将颊黏膜向牙齿方向贴合，协助吸吮	口轮匝肌	开大口裂的肌肉
降口角肌	降口角肌、降下唇肌和颏肌这3块肌肉自浅向深呈叠瓦状排列。降口角肌起自下颌底，呈三角形，向头侧延伸至蜗轴，其起始部与颈阔肌相融合	下降口角	颈阔肌、降下唇肌	上提上唇的肌肉
降下唇肌	位于降口角肌深面，呈方形，起自颏孔附近的下颌骨下缘，两侧肌纤维斜向前上逐渐靠拢并与口轮匝肌融合	下降下唇	颈阔肌、降下唇肌	上提上唇的肌肉
颏肌	起于下切牙，肌纤维垂直穿行到颏部真皮内	前伸下唇	降口角肌、降下唇肌、颈阔肌	上提上唇的肌肉
颈阔肌	起自下颌缘，覆盖颏部和下颌角，然后向下附着于锁骨，大约于第二肋水平与胸锁筋膜相融合	下降口角和唇部，协助降下颌，下拉颏部	降口角肌、降下唇肌	上提上唇的肌肉

第十二章

肉毒毒素面部年轻化的总目标和总原则

BTN 除皱的评价标准主要包括有效性、维持时间、自我满意度等 [4-10]，然而目前常见的评价标准中均缺乏舒适度的精确评估。其中，面部皱纹治疗满意度调查表（Facial Line Treatment Satisfaction Questionnaire, FTS）评分中将自我满意度的亚项中笼统地列出"没有整容痕迹"，而没有精细划分患者主观和第三者的感受；面部皱纹满意度调查表（Facial Line Satisfaction Questionnaire, FLSQ）评分中"获得自然的外观"的评分时间为术后第 30 天起始，缺乏术后早期的评估。BTN 除皱术后舒适度即求美者是否抱怨术后出现僵硬、自觉和他觉的表情不自然、不舒适等主诉及其程度。该指标对于患者来说极为重要，直接影响 BTN 除皱术后的心理感受，因此我们将术后舒适度做更精细的分级并作为重要的评价指标。

BTN 除皱术后舒适度评价分级：

0 级：术后 BTN 起效期间全程无表情僵硬不适、自觉和他觉的不自然；

1 级：术后出现 3 天以内的表情僵硬不适、自觉和他觉的不自然；

2 级：术后出现 3 天到 1 周内的表情僵硬不适、自觉和他觉的不自然；

3 级：术后出现 1 周到 3 周以内的表情僵硬不适、自觉和他觉的不自然；

4 级：术后出现 3 周到 3 个月以内的表情僵硬不适、自觉和他觉的不自然；

5 级：术后出现 3 个月以上的表情僵硬不适、自觉和他觉的不自然。

通常我们认为，0、1、2 级为可接受范围之内，3 级以上患者通常会有抱怨。

那么，影响患者产生僵硬不适等症状的因素究竟有哪些呢？我们提出了如下假设和分析：①剂量过大导致表情肌过度瘫痪，该原因最为常见，此点将在下述影响因素中阐述；②由于患者个体差异、注射层次过深等原因导致 BTN 弥散到非目标肌肉，如颧大肌；③由于不同协同肌和拮抗肌之间，甚至同一块肌肉内的肌肉力量不平衡导致僵硬不适，此点亦将在下述的影响因素中阐述。

综上所述，我们提出了 BTN 面部年轻化的总目标：达到最佳安全性、最佳术后效果和最佳体验的平衡点。

为达到上述总目标，我们应遵循如下总原则：通过调整 BTN 面部年轻化的各种影响因素，均匀地、适度地麻痹预期的一组或几组目标肌肉。

第十三章

肉毒毒素面部注射除皱的主要影响因素和考量

剂量、注射点位、浓度、注射层次、肌肉力量、协同肌和拮抗肌是 BTN 面部年轻化的主要影响因素。本章中的 BTN 以保妥适为例。

一、剂量对肉毒毒素面部年轻化的影响

BTN 面部年轻化应用至今，绝大多数文献均表明剂量是获得最终效果和维持时间的决定性因素 [11-12]，且维持时间与剂量呈现正相关 [13]。虽然从目前的文献来看，剂量越大越可以获得更好的效果和更长的维持时间，似乎应该在保证无并发症的情况下使用最充足的剂量；但是，人们容易忽略的是，面部肌肉的过度瘫痪会导致面部出现长时间僵硬不适的感觉，这与 BTN 面部年轻化的总目标相左。因此，适合不同人种的合适剂量才是最佳选择。

另外，多数东方的注射医生认为，东亚人 BTN 注射除皱的剂量为西方人的 1/3 ~ 1/2，才可以获得效果与体验的双赢。2017 年一篇韩国的研究 [14] 也证实了这样的观点。由于东西方文化的差异，东方人性格内敛，面部表情较西方人明显减少，这可能也是东方人面部肌肉的力量较西方人偏小而 BTN 用量较少的原因。

二、注射点位对肉毒毒素面部年轻化的影响

由于产生面部皱纹的表情肌极为表浅，肌肉运动后可通过与皮肤的粘连获得情感的表达，因此，针对目标肌肉的除皱术注射点位即为肌肉的皮肤投影部位。

关于注射点位究竟应在皱纹内还是在皱纹周边（即在产生皱纹的肌肉源头）存在争论，笔者认为，我们应理解 BTN 注射是一种动态的而非静态的操作，也就是说，BTN 存在立体弥散的特性，因此究竟注射在皱纹周边还是皱纹内并无实际意义，均可以覆盖到目标肌肉。而且，面部皱纹个体差异极大，即使最详细的皱纹分类也不可能包括全部个体，因此，我们不应机械地按照某种分类决定注射点位，而应嘱患者做相关表情以确定注射点位。幸运的是，静态性皱纹和动态性皱纹帮了我们很大的忙，我们可以通过这些线索确定注射点位，即"哪有皱纹打哪里"。该原则适用于大多数产生表情的表浅肌肉，但皱眉肌的斜头、降眉间肌、提口角肌和降鼻中隔肌等深在的肌肉并不适合该原则，如何

确定确切的注射点位将在各论中叙述。

另外，基于 BTN 的弥散理论，以保妥适为例，每 2 个点位之间约相距 1 cm，以保证 BTN 能够完整覆盖到目标肌肉。Ramirez-Castaneda J 指出，同样剂量下，多点注射比单点注射更易获得精准的作用范围。因此，应尽可能多地选择点位治疗，更利于发挥"均匀"的弥散作用 [15]。

三、浓度对肉毒毒素面部年轻化的影响

BTN 的浓度也是影响治疗效果和弥散范围的重要因素。早在 2004 年，Hsu TS[16] 就曾测定了保妥适在 2 U/0.1 ml 和 2 U/0.02 ml 时，其在额部的弥散面积分别为 6.05 cm^2 和 4.12 cm^2，以上的结果提示我们，相同剂量的 BTN 稀释后可适当扩大作用范围，反之亦反。2015 年，Wu WT[17] 提出将保妥适配制为 5 ~ 15 U/ml 并进行微滴状注射，称之为"Microbotox"，即单点剂量可小至 0.025 U 和 0.05 ml，这样的稀释浓度使术者可做到更小剂量和更精确的注射。我们通常将保妥适稀释为 3 种浓度，以获得更加均匀的效果和更高的注射效率之间的平衡：① 100 U/1 ml，当肌肉力量强且体积小的情况下（如男性的皱眉肌肌腹），我们偶尔采用此浓度以防止浓度过低导致弥散过远；② 100 U/2 ~ 2.5 ml，为常规配制浓度，适用于大多数面部除皱的情况；③ 5 ~ 10 U/1 ml，当需要均匀降低大面积肌肉（如额肌、颈阔肌）的张力或者需要精确的小剂量注射（如下睑纹、颊纹）时，采用此配制浓度。

四、注射层次对肉毒毒素面部年轻化的影响

为理解 BTN 的注射层次，我们应首先知晓以下三点事实：① BTN 的弥散为三维立体的，可想象为一滴水到一摞纸上；② BTN 的弥散受组织疏松程度的影响（真皮内最为致密，皮下脂肪居中，肌肉内肌束间的间隙最为疏松）；③表情肌极为表浅，多数情况下皮下脂肪很薄，其厚度远小于 BTN 1 cm 的平均弥散距离。

既往认为，BTN 面部年轻化的注射层次只能在肌肉内。但是，越来越多的研究证实同等剂量的 BTN 注射入不同层次（真皮内、皮下和肌肉内）可获得相同的治疗效果 [18-19]。笔者认为，获得相同效果的原因可能为以下几方面（图 13-1、表 13-1）：

（1）当于真皮深层注射时，由于皮肤较为致密，弥散的形状呈现为圆形 [18-19]；同时，大部分 BTN 由于向表皮侧弥散空间有限而只能向深层组织（皮下脂肪和肌肉）弥散，介于面部皮下脂肪的厚度远远小于 1 cm，所以即使在真皮内注射 BTN，大部分剂量也会进入肌肉内而产生效应。

（2）相应的，当 BTN 注射在皮下脂肪较为疏松的组织时，其弥散的范围呈现为椭圆形 [18-19]；同时，BTN 会向浅层的皮肤和深层的肌肉弥散，值得一提的是，皮肤和皮下脂肪并非除皱术的靶器官，结果仍然是部分剂量作用于肌肉上。

（3）当在肌肉内注射时，有研究通过磁共振成像的实时动态影像清晰地观察到 BTN 沿肱二头肌肌束间隙弥散的情况，痉挛的肱二头肌内 BTN 的弥散范围明显减小，提示 BTN 的弥散与肌束间松散的间隙密切相关；同时，BTN 会向浅层的皮下脂肪层、皮肤层和深层的间隙层这 3 层与除皱不相关的

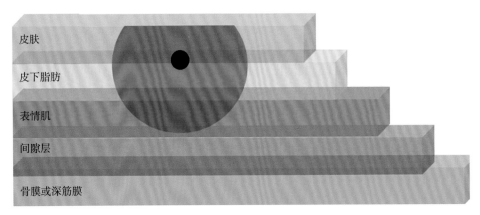

肉毒毒素注射至真皮内的弥散情况

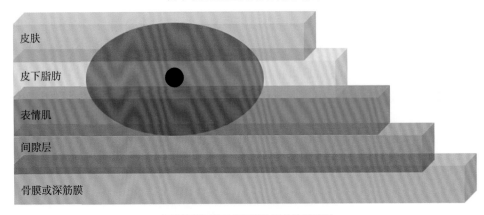

肉毒毒素注射至皮下脂肪层的弥散情况

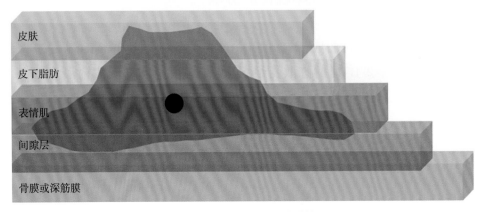

肉毒毒素注射至表情肌内的弥散情况

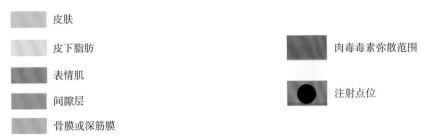

图 13-1　肉毒毒素注射至各个层次弥散情况示意图

层次弥散，因此实际作用于肌肉的剂量并非注射的全部剂量。另外，肌肉深层的间隙层极为疏松，由于表情肌多数较薄，如向肌肉内注射极易发生注射深度偏深而偏向于间隙层，从而发生不可预知的弥散，累及非目标肌肉。

表 13-1　BTN 面部除皱各注射层次的特点

注射层次	组织疏松程度	弥散形状	弥散范围	控制弥散范围的难易程度
真皮内	致密	近圆形	皮肤、皮下、肌肉	易（不需了解解剖）
皮下	中等疏松，疏松程度与血管和韧带走行相关	近椭圆形	皮肤、皮下、肌肉	稍难（需了解浅层脂肪分区，且浅层韧带和血管变异极大）
肌肉内	疏松，肌束间间隙极为疏松	根据肌束间间隙的走行形状	皮肤、皮下、肌肉、间隙层	困难（无法确切了解肌肉内肌束的走行方向）

综上所述，在遵循 BTN 注射总原则（即均匀地、适度地麻痹预期的一组或几组目标肌肉）的基础上，应充分考量如下因素：不同层次组织的疏松程度及与弥散范围的相关性、不同层次产生不同的弥散形状（注意：圆形弥散最利于控制均匀程度）、产生皱纹的表情肌的深度等因素来确定注射层次。总体来说，皮内注射更利于均匀地控制弥散范围和形状，更符合注射除皱总原则，因此适用于大多数部位的除皱治疗。根据预计的肉毒毒素弥散范围、肌肉深度等考量因素，面部各部位皱纹的注射层次如表 13-2 所示。

表 13-2　面部各部位除皱的注射层次

皱纹	相对应的肌肉	注射层次
额纹	额肌	皮下或皮内或肌肉内
眉间纹	额肌	皮下或皮内或肌肉内
	皱眉肌水平头（止于眉头）	肌肉内
	皱眉肌斜头（止于眉中部）	皮内
	降眉肌	皮下
	降眉间肌	肌肉内
鱼尾纹	眼轮匝肌眶隔部和眶部	皮内
下睑纹	眼轮匝肌眶隔部和眶部	皮内
内眦纹	眼轮匝肌泪泵部	皮内
提眉	眼轮匝肌和额肌的眉部交汇处	皮内
鼻背纹	眼轮匝肌	皮下或皮内
	提上唇鼻翼肌	皮下
	鼻背肌	皮下或皮内
	降眉间肌	肌肉内
	降眉肌	皮下

皱纹	相对应的肌肉	注射层次
鼻唇沟（露龈笑）	提上唇鼻翼肌鼻翼止点	皮下
	提上唇鼻翼肌上唇止点	皮内
	提上唇肌上唇止点及鼻唇沟沿线附着处	皮内
	颧小肌上唇止点及鼻唇沟沿线附着处	皮内
	深层的提口角肌	肌肉内
	降鼻中隔肌	肌肉内
吸烟纹	口轮匝肌	皮内
额纹	额肌	皮下或皮内
木偶纹	降口角肌	皮下或皮内
	颈阔肌	皮下或皮内
下面部提升	颈阔肌	皮下或皮内

五、肌肉力量对肉毒毒素面部年轻化的影响

面部表情肌的肌肉力量很难量化，因此我们常用弱、中、强来表示其强度。可根据患者做表情时力量的强度差异决定注射的剂量，即强度越强则剂量相应增大。值得注意的是，静态性皱纹的严重程度与肌肉力量并非为正相关，静态性皱纹严重者多为年龄较大且未实施或很少实施BTN除皱的患者。介于衰老后面部表情肌的张力并没有增大或减少[20]，所以静态性皱纹增多并不是增加BTN剂量的依据，相反，由于衰老伴随的眼睑松弛问题是BTN注射额纹和眉间纹的重要考虑因素。因此，对于衰老患者应使用常规剂量或略低的剂量。另外，男性面部表情肌的张力通常较女性强，因此男性BTN除皱的用量也会偏大。

六、协同肌和拮抗肌对肉毒毒素面部年轻化的影响

我们做某个表情时，多数情况并非单一肌肉运动，例如最常见的眉间纹可能参与的肌肉包括降眉肌、降眉间肌、皱眉肌、额肌和眼轮匝肌；而且，我们在自然状态下通常不能只做一种表情而产生一种皱纹，例如微笑时除产生鱼尾纹外，还常常会产生鼻背纹。由于参与表情的肌肉个体差异很大，因此我们需要在注射除皱术前详细评估患者的协同肌肉并同时麻痹相关肌肉，否则极易造成未麻痹肌肉的代偿性增强。

我们还应注意在注射前详细评估面部各个（组）肌肉之间的拮抗情况，如眼轮匝肌和额肌这一对肌肉。另外，即使是解剖学命名的同一块肌肉内也存在不同部位相互拮抗的现象，例如在发际内注射额肌可获得提升上面部的效果[21]，其原理为：额肌是一块双向收缩的肌肉，上部额肌起到下拉发际线的作用，而下部额肌起到上提眉部的作用，当上部额肌被麻痹后，其下拉发际线的作用减弱，下部额肌上提眉部的作用相对增强，结果是上面部获得提升。另一个同样原理的有趣的例子是，通过在睑板

前眼轮匝肌注射 BTN 可改善上睑下垂 [22]。拮抗肌同样存在着个体差异较大的情况，因此仍需要在注射除皱术前详细评估。

协同肌和拮抗肌在面部的平衡形成了我们协调自然的表情，任何破坏此种平衡的治疗均可能造成表情的不自然或者僵硬，例如眉外侧上挑的"Mephisto 征"，即为眉外侧部分上方额肌相对增强的效应。偏头痛的其中一种分型为半侧面部肌肉敏感性增强导致，针对此种类型的偏头痛注射 BTN 会获得很好的临床效果 [23-24]。有趣的是，BTN 注射鱼尾纹或眉间纹时，某些患者会出现头痛的并发症 [25]。笔者推测，此种头痛与协同肌或拮抗肌的肌力不平衡、局部肌肉力量过高引起痉挛有关。鉴于此，笔者曾对既往注射额纹后出现 3 次以上头痛的 3 位患者实施额肌的微注射除皱，即根据患者目前额纹的形态均匀地麻痹所有额肌区域，该 3 例患者均未出现头痛的症状，进一步证实了笔者的推论。另外，笔者推测注射除皱后面部出现僵硬不适也与协同肌和拮抗肌肌力不平衡有关。因此，术前详细评估个体皱纹的形态、协同肌和拮抗肌的具体情况，做到"均匀地"麻痹协同和拮抗肌极为重要，有利于减少术后不适情况的发生。

综上所述，我们应遵循"均匀地、适度地麻痹预期的一组或几组目标肌肉"这一总原则，按照"哪有皱纹打哪里"的注射方法，调整"剂量、注射点位、浓度、注射层次、肌肉力量、协同肌和拮抗肌"这 6 个变量，才可以达到 BTN 注射除皱的目标：达到最佳安全性、最佳术后效果和最佳体验的平衡点。

肉毒毒素注射评估
教学视频

（注：扫描二维码后请按照提示注册后观看）

第十四章

常见的肉毒毒素面部年轻化

在本章节，我们将就各部位皱纹的相关肌肉解剖、皱纹分型（根据参与皱纹产生的不同肌肉以及同一肌肉内不同部位和功能来分型，按形态的传统分型仅为参考）、注射技术、典型案例以及其他考量和精要来阐述。注射剂量均以保妥适的使用剂量为例。

第一节　额纹

一、相关肌肉解剖（图 14-1、表 14-1）

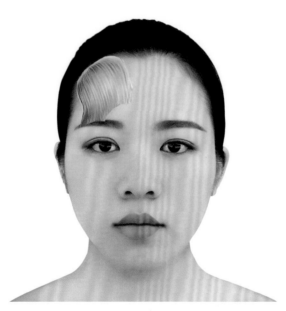

图 14-1　额肌解剖示意图

表 14-1　额纹相关肌肉

肌肉	起止点	功能	协同肌	拮抗肌
额肌	上方与帽状腱膜接续，下方与眼轮匝肌、皱眉肌、降眉肌和降眉间肌等相融合	双向收缩肌肉。上方下拉发际线，下方提升眉部	—	皱眉肌、降眉肌、降眉间肌、眼轮匝肌

二、分型

以眉上 2 cm 为界，笔者按照额肌产生额纹的部位及肌力将额纹分为 4 个类型[26]（图 14-2）：

· I型：只存在眉上 2 cm 以上的额纹；

· II型：只存在眉上 2 cm 以内的额纹；

· III型：全额部轻度额纹；

· IV型：全额部中重度额纹。

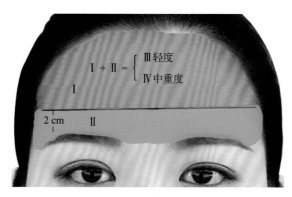

图 14-2　额纹分型示意图

三、注射技术及考量（图 14-3、表 14-2）

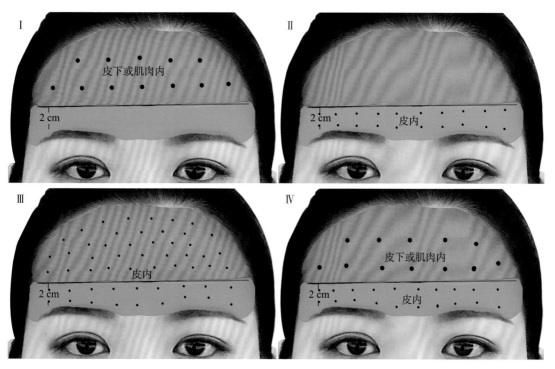

图 14-3　额纹分型注射示意图

表 14-2　额纹注射技术考量因素

分型		肌力及总剂量（U）			注射点位	浓度	层次	协同肌和拮抗肌
Ⅰ型		轻度	中度	重度	额部上 2/3，8 ~ 16 个点，每点间隔 1 cm	100 U/（2 ~ 2.5 ml）	皮下或肌肉内	注意额肌与眼轮匝肌、降眉间肌和降眉肌的拮抗作用，同时注意在发际线内注射额肌可起到提升发际线和上面部的作用
	女	3 ~ 4	4 ~ 6	6 ~ 9				
	男	5 ~ 6	6 ~ 8	8 ~ 12				
Ⅱ型		轻度	中度	重度	眉上 2 cm 以内的额部，16 ~ 32 个点，每点间隔 1 cm	5 ~ 10 U/ml	皮内	
	女		2					
	男		2 ~ 4					
Ⅲ型		轻度	中度	重度	额纹所在的全部区域，40 ~ 70 个点，每点间隔 1 cm	5 ~ 10 U/ml	皮内	
	女	5 ~ 7	—	—				
	男	8 ~ 10	—	—				
Ⅳ型	上 2/3	轻度	中度	重度	额部上 2/3，8 ~ 16 个点，每点间隔 1 cm	100 U/（2 ~ 2.5 ml）	皮下或肌肉内	
	女	—	4 ~ 6	6 ~ 9				
	男	—	6 ~ 8	8 ~ 12				
	下 1/3	轻度	中度	重度	额部下 1/3，16 ~ 32 个点，每点间隔 1 cm	5 ~ 10 U/ml	皮内	
	女		2					
	男		2 ~ 4					

四、典型案例（图 14-4 ~ 14-7）

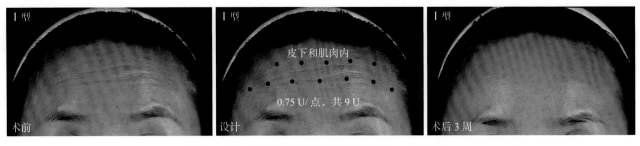

图 14-4　额纹Ⅰ型注射典型案例（女，35 岁）

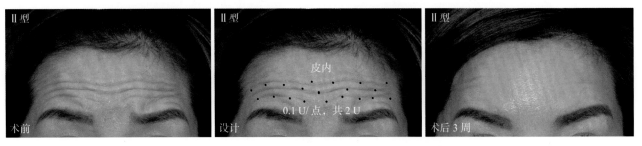

图 14-5　额纹Ⅱ型注射典型案例（女，40 岁）

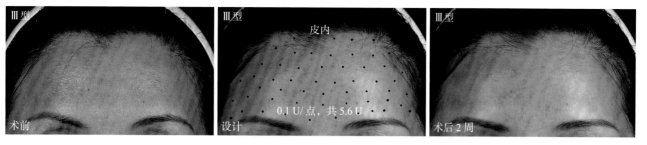

图 14-6　额纹Ⅲ型注射典型案例（女，39 岁）

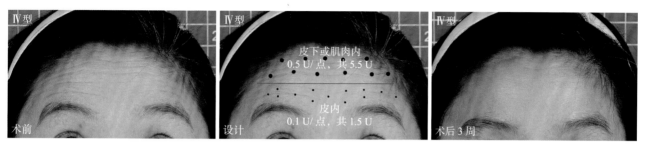

图 14-7　额纹Ⅳ型注射典型案例（女，43 岁）

五、其他考量和精要

·注射前要检查患者是否存在真性或假性的上睑下垂，尤应注意存在重度额纹的年轻男性患者，如存在上睑下垂则建议放弃额纹的治疗或剂量降为常规剂量的 1/3 ~ 1/2（仅针对轻度上睑下垂的患者）。

·额纹注射除皱最重要的并发症为提眉及睁眼费力、眉下垂，故既往的教科书将眉上 2 cm 以内定为注射禁区。但是当眉上 2 cm 以内的区域未予治疗时，则会出现该区域代偿性增强的奇怪表情。辩证唯物主义哲学告诉我们，凡事超过"度"则会走向反面。笔者认为，肉毒毒素面部除皱注射并无"禁区"，只要不过"度"实施治疗，就不会达到事物的反面而出现并发症。因此，笔者将眉上 2 cm 以内区域的剂量控制在 2 ~ 4 U 内，在上千例的患者中无眉下垂的并发症发生。同时控制总剂量勿过高（男性 < 12 U，女性 < 9 U），也是避免出现提眉及睁眼费力、眉下垂现象的重要手段。

·如术前未详细评估位于角膜以外区域的额纹，导致该部位注射剂量不足或未注射，则会出现 Mephisto 征，即该区域出现代偿性增强的额纹和外侧眉上扬。

·额纹注射另一个罕见但恼人的并发症是头痛。由于额肌是大片状的肌肉，当注射均一性欠佳而使部分额肌出现代偿性增强时，肌肉力量不均衡可能是导致额部不适或头痛的重要因素，因此"均匀"的微注射在额部注射时显得尤为重要。

额纹注射
教学视频

（注：扫描二维码后请按照提示注册后观看）

第二节　眼周皱纹

　　眼周皱纹主要为眼轮匝肌产生的相关皱纹。眼轮匝肌分为眶部、眶隔部、睑板部和泪泵部，每个分区均会产生不同的皱纹。鼻背肌经常作为协同肌参与眼周皱纹的产生，有时颧大肌和颧小肌也会作为协同肌。

一、相关肌肉解剖（图 14-8、表 14-3）

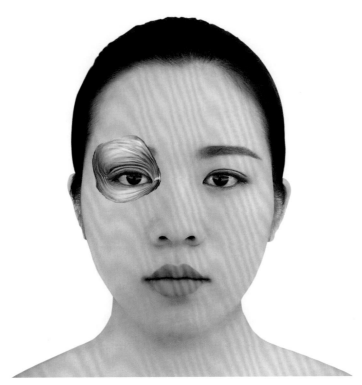

图 14-8　眼轮匝肌解剖示意图

表 14-3　眼周皱纹相关肌肉

肌肉	起止点	功能	协同肌	拮抗肌
眼轮匝肌	附着于睑裂周边，并以睑裂为中心向周边扩展，分为睑板部、眶隔部、眶部和泪泵部	睑板部：在使上下睑贴向角膜侧时起主要作用。 眶部：闭合睑裂，挤压闭合结膜穹窿，与"眼袋"密切相关，通过眼轮匝肌支持韧带-泪槽韧带复合体与眶隔部眼轮匝肌隔开。 眶隔部：闭合睑裂。 泪泵部：通过虹吸将泪液吸入鼻泪管，与"干眼"和"湿眼"症状密切相关	皱眉肌、降眉肌、降眉间肌、鼻背肌、颧大肌、颧小肌	额肌、上睑提肌

二、分型（图 14-9）

·Ⅰ型：外眦纹，位于外眦角顶点内侧 5 mm 垂线以外的眼周皱纹，主要由眼轮匝肌眶部和眶隔部产生，颧大肌和颧小肌还参与产生外眦下方的动力性皱纹。根据眼轮匝肌的不同部位，将外眦纹分为：

Ⅰ.Ⅰ型：外眦角顶点内侧 5 mm 垂线与眉尾-外眦角顶点连线之间的皱纹；

Ⅰ.Ⅱ型：眉尾-外眦角顶点连线与颧大肌起点-外眦角顶点连线之间的皱纹；

Ⅰ.Ⅲ型：外眦角顶点内侧 5 mm 垂线与颧大肌起点-外眦角顶点连线之间的皱纹。

·Ⅱ型：下睑纹，位于外眦角顶点内侧 5 mm 垂线与下泪小点垂线之间的下睑睑板部、眶隔部和眶部眼轮匝肌覆盖区域的皱纹。

·Ⅲ型：内眦纹，位于下泪小点垂线以内与内眦角顶点以内 5 mm 之间的泪泵部眼轮匝肌覆盖区域的皱纹。

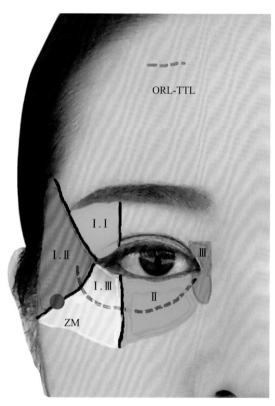

图 14-9　眼周皱纹分型示意图

ORL-TTL：眼轮匝肌支持韧带-泪槽韧带复合体；ZM：颧大肌

三、注射技术及考量（图 14-10、表 14-4）

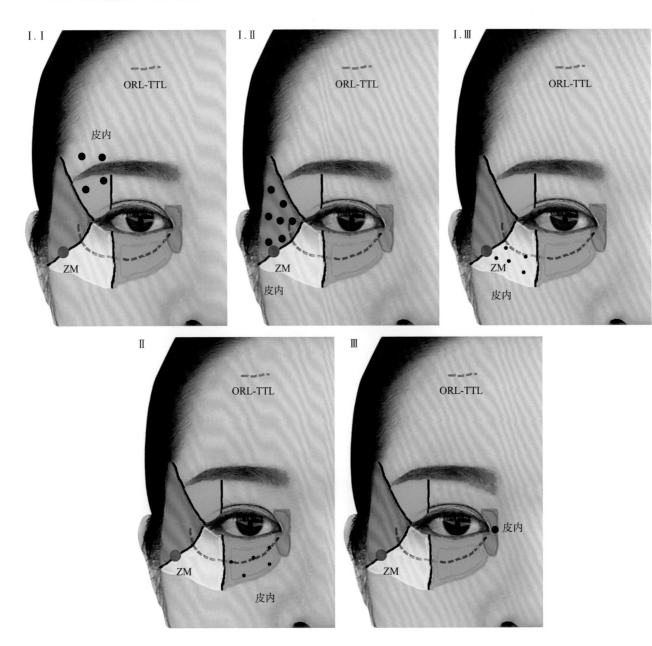

图 14-10   眼周皱纹分型注射示意图
ORL-TTL：眼轮匝肌支持韧带-泪槽韧带复合体；ZM：颧大肌

表 14-4　眼周皱纹注射技术考量因素

分型	肌力及总剂量（单侧 U）				注射点位	浓度	层次	协同肌和拮抗肌
I 型		轻度	中度	重度	位于外眦角顶点内侧 5 mm 垂线与眉尾 - 外眦角顶点连线之间，1 ~ 3 点，每点间隔 1 cm	100 U/（2 ~ 2.5 ml），5 ~ 10 U/ml（单点 < 0.25 U 时）	皮内	注意该部位额肌与眼轮匝肌的互相拮抗作用。当不需要眉部改变位置时，应以眉部为中轴线，在眉上区额部的相同距离选择点位，在相同的层次给予相同剂量；当需要眉部外侧上提时，可不在眉上区注射
I . I 型	女	0.2 ~ 0.5	0.5 ~ 1	1 ~ 2				
	男	0.5 ~ 1	1 ~ 2	2 ~ 3				
		轻度	中度	重度	位于眉尾 - 外眦角顶点连线与颧大肌起点 - 外眦角顶点连线之间，近外眦的点 2 U/ 点，越向外侧逐渐降为 1 U/ 点和 0.5 U/ 点。共 2 ~ 16 点 / 侧，每点间隔 1 cm	100 U/（2 ~ 2.5 ml）	皮内	注意颧大肌可能存在协同产生鱼尾纹的作用，在接近颧大肌起点部位注射时应注意勿累及该肌肉，务必采用皮内注射，否则易造成双侧微笑时不对称
I . II 型	女	2 ~ 3	3 ~ 7	7 ~ 12				
	男	2 ~ 4	4 ~ 10	10 ~ 15				
		轻度	中度	重度	位于外眦角顶点内侧 5 mm 垂线与颧大肌起点 - 外眦角顶点连线之间，1 ~ 5 点，每点间隔 1 cm	5 ~ 10 U/ml	皮内	注意睑板部、眶隔部和眶部眼轮匝肌之间的拮抗和协同作用，其中一部分减弱会导致其他部分代偿性增强
I . III 型	女		0.2 ~ 1					
	男		0.2 ~ 1.2					
II 型		轻度	中度	重度	位于外眦角顶点内侧 5 mm 垂线与下泪小点垂线之间的下睑睑板部、眶隔部和眶部眼轮匝肌覆盖区域，1 ~ 4 个点，每点间隔 1 cm	5 ~ 10 U/ml	皮内	注意睑板部、眶隔部和眶部眼轮匝肌之间的拮抗和协同作用，其中一部分减弱会导致其他部分代偿性增强
	女	0.2 ~ 0.5		0.5 ~ 1				
	男	0.2 ~ 0.75		0.75 ~ 1.25				
III 型		轻度	中度	重度	位于下泪小点垂线以内与内眦角顶点以内 5 mm 之间的泪泵部眼轮匝肌覆盖区域。1 点：内眦正中水平线与内眦内侧 5 mm 交点；2 点：上述点位上下 5 mm 各 1 点	5 ~ 10 U/ml	皮内	鼻背肌经常作为协同肌肉参与眼周皱纹的产生，如存在协同产生鼻背纹的情况，必须给予治疗，否则会出现笑时只有代偿严重的鼻背纹的奇怪表情
	女	0.2 ~ 0.5		0.5 ~ 1.5				
	男	0.5 ~ 1		1 ~ 2				

四、典型案例（图 14-11 ~ 14-13）

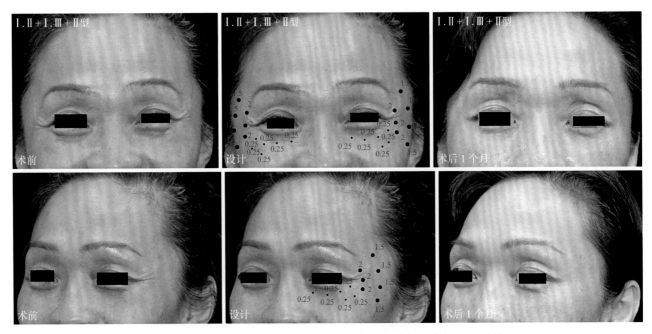

图 14-11　I.II＋I.III＋II型眼周皱纹注射典型案例（女，50 岁）

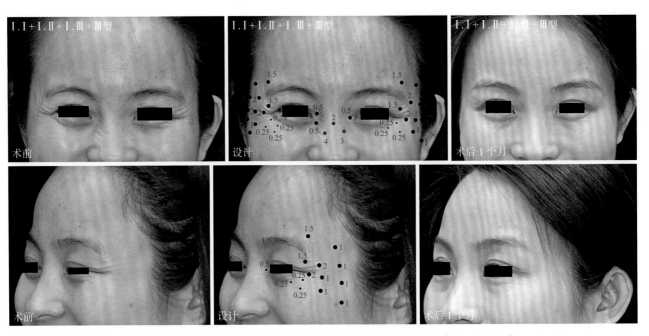

图 14-12　I.I＋I.II＋I.III＋III型眼周皱纹注射典型案例（女，35 岁）

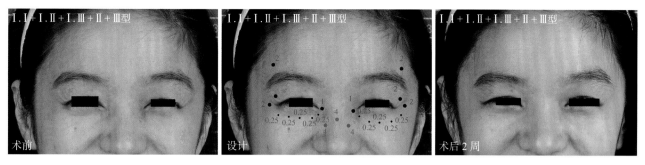

图 14-13　Ⅰ.Ⅰ+Ⅰ.Ⅱ+Ⅰ.Ⅲ+Ⅱ+Ⅲ型眼周皱纹注射典型案例（女，43 岁）

五、其他考量和精要

·在东方文化中，眉部外上翘起给人以严肃、凶恶、愤怒和不容易被他人接近的感觉，多数东亚人不喜欢眉部外上翘起的形态，即使是在年龄偏大的女性也是如此。因此在Ⅰ.Ⅰ型鱼尾纹中，我们要特别注意避免眉部外上翘起的问题，即以眉部水平线为中心轴，对称性（相同层次、相同剂量、相同距离）地给予 BTN 治疗以维持眉部在既有位置。

·Ⅰ.Ⅱ型和Ⅰ.Ⅲ型中接近颧大肌部位的鱼尾纹注射时，应注意防止累及颧大肌，尤其是在皮肤薄、质地差、皮下组织疏松、年龄大的人更易发生。减少该并发症的措施为：

（1）颧大肌起点半径 5 mm 内最好不要设计注射点。

（2）如颧大肌起点部位存在较重皱纹而必须注射时，则在皱纹部位将 BTN 注射于真皮层，单点剂量勿超过 0.5 U，并且注意双侧对称注射。

（3）如颧大肌起点部位存在较重皱纹且同时存在皮肤薄、质地差、皮下组织疏松、年龄大的情况，则放弃该点的注射。

·Ⅰ.Ⅲ型和Ⅱ型下睑部位注射时，需注意眼轮匝肌睑板部、眶部和眶隔部之间的平衡。

（1）注射点位应靠近眼轮匝肌支持韧带-泪槽韧带复合体体表投影部位下方，以减少对睑板前眼轮匝肌的影响，否则容易累及睑板前眼轮匝肌（如蚕的形状，中国俗语称为"卧蚕"），使下睑呈现平板状，缺乏美感。

（2）睑板前眼轮匝肌和眶隔前眼轮匝肌起到将下睑组织贴向角膜侧，并挤压结膜穹窿、促进泪液运输的作用，其中睑板前眼轮匝肌所占比重更大。当累及上述功能时，轻者出现洗脸时下睑易进水或迷眼，重者则会出现干眼和湿眼交替。因此，整个下睑的注射剂量不宜超过 3 U，通常剂量在 2 U 以内。

（3）下睑皱纹注射时易出现眼袋的加重，应遵循以下原则注射以尽量避免该并发症。①术前需做下睑部位的眼轮匝肌弹性实验。如眼轮匝肌无松弛或轻度松弛时可正常注射，如中重度松弛则告知患者有出现眼袋加重的可能性或放弃治疗；②下睑使用总剂量勿过多，不宜超过 3 U，通常剂量在 2 U 以内；③应采用极为稀释的 BTN 注射以确保剂量的精准性；④在剂量一定的情况下，尽可能多点位治疗，以保证弥散的均一性；⑤注射点位靠近眼轮匝肌支持韧带-泪槽韧带复合体体表投影部位下方，以麻痹眶部眼轮匝肌为主，以期代偿性增强睑板前和眶隔前眼轮匝肌的力量，可轻度减轻眼袋形态；⑥术前需询问患者是否存在干眼、湿眼或迎风流泪的功能性问题，如存在则放弃下睑皱纹的治疗或根据情况将治疗剂量降低到常规剂量的 1/3 ~ 1/2。

·Ⅲ型中，泪泵部眼轮匝肌的主要功能为形成虹吸将泪液吸入泪道中，下睑的泪泵部眼轮匝肌承担此功能的 70%。因此，术前必须询问患者是否存在干眼、湿眼或迎风流泪的功能性问题，如存在则放弃内眦纹的治疗。鼻背肌常作为协同肌参与内眦纹，需同时治疗。

眼周皱纹注射
教学视频

（注：扫描二维码后请按照提示注册后观看）

第三节　眉间纹

一、相关肌肉解剖（图 14-14、表 14-5）

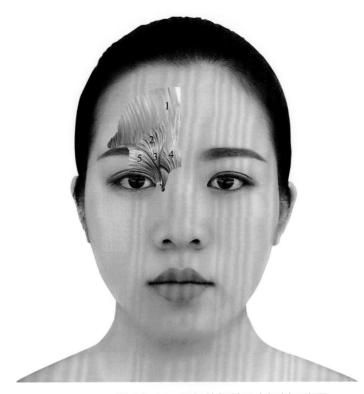

1　额肌
2　皱眉肌
3　降眉肌
4　降眉间肌
5　眼轮匝肌

图 14-14　眉间纹相关肌肉解剖示意图

表 14-5　眉间纹相关肌肉

肌肉	起止点	功能	协同肌	拮抗肌
皱眉肌	起于眶内侧，斜头和水平头分别止于眉头内侧和眉中间部	斜头：下降和内聚眉头；水平头：内聚眉部	降眉肌、降眉间肌、鼻背肌	额肌
降眉间肌	起于鼻骨，止于眉间皮肤	下降眉头	降眉肌、皱眉肌、鼻背肌	额肌
降眉肌	起于内眦韧带，止于眉头皮肤	下降眉头	降眉间肌、皱眉肌、鼻背肌	额肌

注：眼轮匝肌和额肌相关解剖见额纹和眼周皱纹解剖。

二、分型

眉间纹的参与肌肉包括降眉肌、降眉间肌、皱眉肌、眼轮匝肌和额肌。由于皱眉时不同的肌肉参与而产生不同的形态，因此既往有学者曾按照眉间纹的形态做过多种分型以规范注射方法和剂量，包括 de Almeida AR[27] 将眉间纹分为"U"形、向内集中形、"Ω"形、"V"形和倒"Ω"形；韩国的 Kim HS[14] 将眉间纹分为"U"形、"X"形、"A"形、"Ⅱ"形和"I"形。然而，即使再详细的分型也不可能覆盖所有的患者，因此无法实施个性化治疗。由于表情肌的"表浅"，我们可通过术前评估准确判断出具体有哪些肌肉参与皱纹的产生，并制订针对该肌肉的相应治疗方法，即思路为：皱纹位置—判断参与的肌肉—制订针对该肌肉的治疗方案，而不是：皱纹形态—判断参与的肌肉—制订针对该形态的治疗方案这样的思路。前者以"肌肉"为主线的思维方式具有判断全面、可个性化、思路及操作简单（仅以肌肉为单一目标，剂量、深度等参数仅针对肌肉，容易记忆）等优点，后者以"形态"为主线的思维方式无法做到全面的评估，思路及操作繁杂（需记忆各种形态特点、分型和治疗方案，不易记忆）。总体而言，笔者认为，皱纹的分型以参与的肌肉（如眉间纹分型）或单一肌肉内的某部分（如额纹、眼周皱纹分型）分型即可，形态上的分型仅可作为辅助，并无太多临床操作意义。

因此，笔者仅根据参与肌肉名称对眉间纹进行分类（图 14-15）。

· Ⅰ型：皱眉肌参与型。

Ⅰ型又分为 2 个亚型：

Ⅰ.Ⅰ型：皱眉肌斜头型（眉头部）；

Ⅰ.Ⅱ型：皱眉肌水平头型（眉中部）。

· Ⅱ型：降眉间肌参与型。

· Ⅲ型：降眉肌参与型。

· Ⅳ型：额肌参与型。

· Ⅴ型：眼轮匝肌参与型。

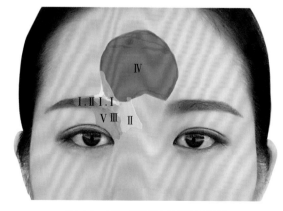

图 14-15　眉间纹分型示意图

三、注射技术及考量（图 14-16、表 14-6）

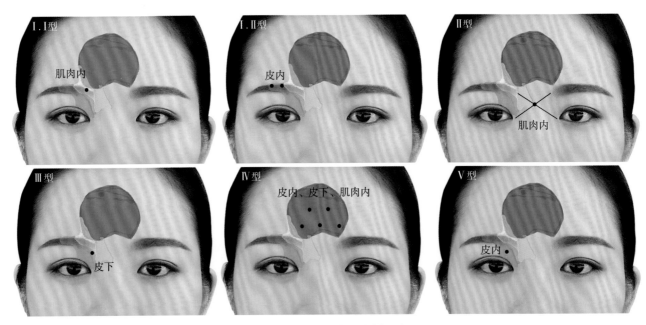

图 14-16　眉间纹分型注射示意图

表 14-6　眉间纹注射技术考量因素

分型	肌力及总剂量（U）				注射点位	浓度	层次	协同肌和拮抗肌
		轻度	中度	重度				
Ⅰ.Ⅰ型	女	4~6	6~8	8~10	皱眉肌斜头体表投影位置，通常为1点，当皱眉肌斜头长度大于1.5 cm时增加1个注射点，2点间隔1 cm	100 U/（2~2.5 ml），100 U/ml（单点>5 U时）	肌肉内	—
	男	5~7	7~9	9~14				
Ⅰ型		轻度	中度	重度	皱眉肌水平头体表投影位置，0.25~1 U/点，1~4点/侧（根据皱眉肌水平头长度调整点数），每点间隔1 cm	100 U/（2~2.5 ml），10 U/ml（单点<0.25 U时）	皮内	该部位为皱眉肌水平头、眼轮匝肌和额肌交汇处，皮内注射BTN可均匀麻痹此3块肌肉，不会打破局部肌肉间的动力平衡。务必皮内注射以降低累及上睑提肌的可能性
Ⅰ.Ⅱ型	女	0.25~0.5	0.5~1	1~2				
	男	0.5~1	1~2	2~4				
Ⅱ型		轻度	中度	重度	位于双侧眉头-内眦连线交点，1点注射	100 U/（2~2.5 ml），100 U/ml（单点>5 U时）	肌肉内	降眉间肌与额肌相拮抗，与降眉肌协同，有时也与提上唇鼻翼肌、鼻背肌相协同，注意各肌肉之间的平衡
	女 男	1~2	2~4	4~7				

续表

分型	肌力及总剂量（U）			注射点位	浓度	层次	协同肌和拮抗肌
Ⅲ型		轻度	中度	重度	约位于眉头下 5 mm，在尽力降眉时可见，少数人缺如。每侧 1 点注射	100 U/（2 ～ 2.5 ml）	皮下	降眉肌与降眉间肌协同，当只麻痹降眉间肌而降眉肌未麻痹且后者力量较大时，则会出现眉头下降、眉尾相对上提的现象
	女—男	0.5 ～ 1.5	1.5 ～ 4				

Ⅳ型		轻度	中度	重度	皱眉时参与的部分额肌的体表投影位置，0.25 ～ 1 U/ 点，1 ～ 10 点，每点间隔 1 cm	100 U/（2 ～ 2.5 ml），5 ～ 10 U/ml（单点＜0.25 U 时）	皮内、皮下、肌肉内	在明确额肌为参与皱眉的肌肉时才可实施注射，否则额部中垂线周边的额肌麻痹后，由于降眉肌和降眉间肌的拮抗作用，会出现眉头下降的凶恶表情
	女	0.5 ～ 1	1 ～ 2				
	男	0.5 ～ 1	1 ～ 3				

| Ⅴ型 | | 轻度 | 中度 | 重度 | 皱眉时参与的部分眼轮匝肌体表投影位置，0.25 ～ 1 U/ 点，1 ～ 2 点，每点间隔 1 cm | 100 U/（2 ～ 2.5 ml），5 ～ 10 U/ml（单点＜0.25 U 时） | 皮内 | 上睑内侧眼轮匝肌有降眉头的作用，当过度麻痹该肌肉时可能出现眉头上提的现象，故应控制剂量＜1 U/ 侧 |
| | 女—男 | | 0.25 ～ 2 | | | | |

四、典型案例（图 14-17 ～ 14-20）

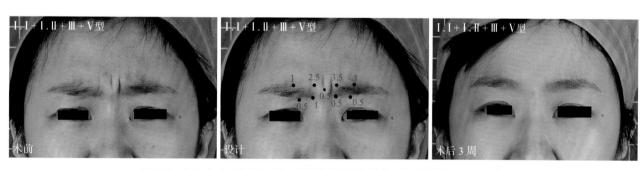

图 14-17　Ⅰ.Ⅰ＋Ⅰ.Ⅱ＋Ⅲ＋Ⅴ型眉间纹注射典型案例（女，29 岁）

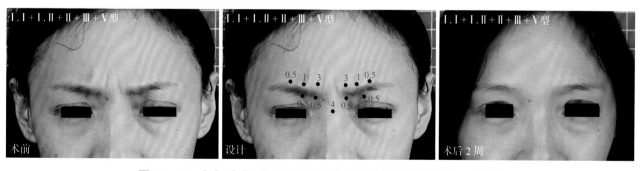

图 14-18　Ⅰ.Ⅰ＋Ⅰ.Ⅱ＋Ⅱ＋Ⅲ＋Ⅴ型眉间纹注射典型案例（女，40 岁）

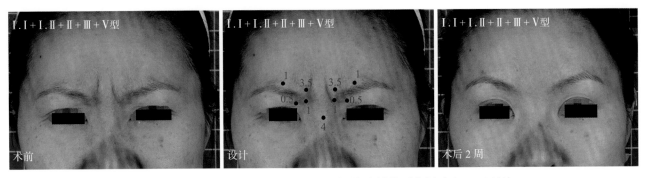

图 14-19　Ⅰ.Ⅰ+Ⅰ.Ⅱ+Ⅱ+Ⅲ+Ⅴ型眉间纹注射典型案例（女，41岁）

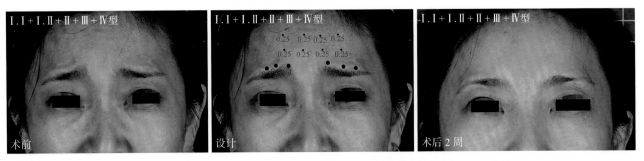

图 14-20　Ⅰ.Ⅰ+Ⅰ.Ⅱ+Ⅱ+Ⅲ+Ⅳ型眉间纹注射典型案例（女，45岁）

五、其他考量和精要

· Ⅰ.Ⅰ型中，当皱眉肌斜头肌力强壮或长度超过 1.5 cm 时，为减少累及邻近额肌的可能性，需采用 100 U/ml 的配制浓度，并将注射点增加为 2 点。

· Ⅰ.Ⅱ型进针点为皱眉肌水平头收缩后皮肤投影点，位于眉毛上 1 ~ 2 mm，根据该肌肉的长度确定 1 ~ 3 个点。因个体差异较大，因此传统认为的眉间纹"5 点"或"7 点"注射方法均不全面，应根据肌肉的形态确定注射点数，做到个性化治疗。另外，该部位注射务必采用皮内注射，同时注射针头方向偏向头侧，可有效降低上睑下垂出现的概率，笔者在数千例的注射治疗中未发生上睑下垂的并发症。

· Ⅱ型中，术前应详细评估降眉间肌是否参与皱眉，若否则无需注射此肌肉。

· Ⅲ型中，当降眉肌力量较大且未麻痹该肌肉时，则会出现眉头下降、眉尾相对上提的现象。但是，临床中此种现象并不常见，原因是注射皱眉肌斜头肌腹时会有部分 BTN 弥散到降眉肌内，只有在降眉肌肌力较大时才会因为 BTN 剂量不够而出现眉头下降。

· Ⅴ型的出现率并不高，注意需远离瞳孔中线 5 mm（向鼻侧）选择进针点，防止累及上睑提肌。如瞳孔中线部位存在皱纹则放弃治疗。如眼轮匝肌明确参与皱眉而未做治疗时，则会出现皱眉时该肌肉代偿性增强的奇怪表情（图 14-21）。

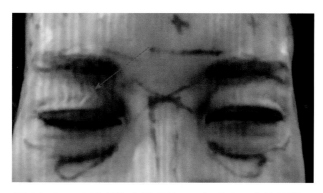

图 14-21 未注射的内侧眼轮匝肌部分出现代偿性增强

· 部分人群（包括笔者）会做出多种类型的皱眉纹（图 14-22），给如何注射带来难题。笔者的经验是嘱患者在放松状态下做皱眉动作，此类型皱眉纹即为优势皱眉纹，只需麻痹优势皱眉纹即可改善眉间纹，获得良好的效果，无需处理其他非优势类型的皱眉纹。

· 不同型同时存在则同时治疗。

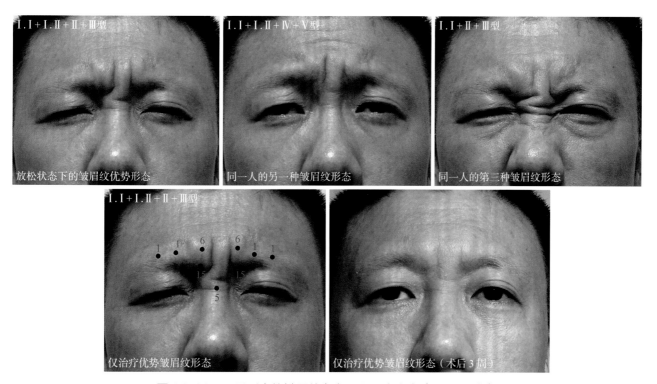

图 14-22 不同形态的皱眉纹存在于同一个人中（男，45 岁）

眉间纹注射
教学视频

（注：扫描二维码后请按照提示注册后观看）

第四节　鼻背纹

一、相关肌肉解剖（图 14-23、表 14-7）

参与鼻背纹形成的肌肉主要为鼻肌，有时降眉间肌、降眉肌和提上唇鼻翼肌等也会参与。

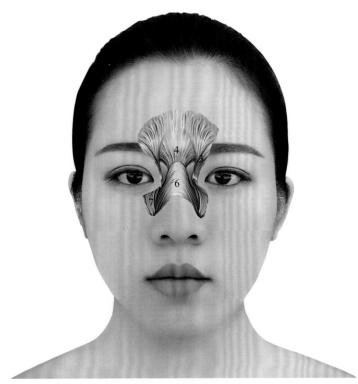

3　降眉肌
4　降眉间肌
6　鼻肌
7　提上唇鼻翼肌

图 14-23　鼻背纹相关肌肉解剖示意图

表 14-7　鼻背纹相关肌肉

肌肉	起止点	功能	协同肌	拮抗肌
鼻肌	起于鼻骨与上颌骨移行处，插入鼻背腱膜，形似马鞍，其上方部分为横行纤维，称为鼻孔压肌，收缩后引起鼻背纹和内眦向鼻背延伸区皱纹。鼻肌下方部分为鼻孔开大肌	压闭鼻孔：鼻孔压肌；开大鼻孔：鼻孔开大肌	降眉肌、降眉间肌、提上唇鼻翼肌	无
提上唇鼻翼肌	起于上颌骨额突，下行分为两束，内侧束插入鼻软骨和鼻部皮肤，外侧束穿入上唇，与提上唇肌和口轮匝肌融合	内侧束：鼻孔开大、鼻唇沟外上移位、上提和外翻上唇；外侧束：上提、外翻上唇	内侧部：鼻孔开大肌；外侧部：提上唇肌、颧大肌、颧小肌、提口角肌	口轮匝肌

注：降眉间肌和降眉肌相关解剖见眉间纹解剖。

二、分型（图14-24）

Ⅰ型：鼻肌参与型。

Ⅱ型：降眉间肌、降眉肌参与型。

Ⅲ型：提上唇鼻翼肌参与型。

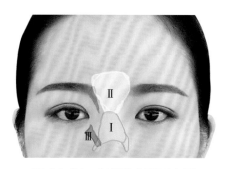

图14-24　鼻背纹分型示意图

三、注射技术及考量（图14-25、表14-8）

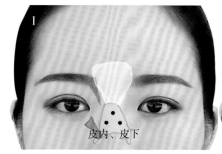 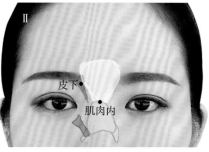 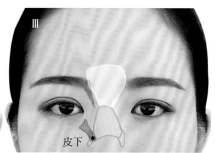

图14-25　鼻背纹分型注射示意图

表14-8　鼻背纹注射技术考量因素

分型	肌力及总剂量（U）				注射点位	浓度	层次	协同肌和拮抗肌
		轻度	中度	重度	鼻背存在皱纹区域，1~6点，每点间隔约1 cm，单点注射剂量较小时可每点间隔0.5 cm	100 U/（2~2.5 ml），5~10 U/ml（单点<0.25 U时）	皮内、皮下	如降眉间肌、降眉肌和提上唇鼻翼肌参与形成鼻背皱纹，应注意分别麻痹上述肌肉。鼻背纹经常与眼周皱纹协同产生，应同时给予治疗
Ⅰ型	女	1~4	4~8	8~15				
	男	1~5	5~10	10~20				
Ⅱ型		轻度	中度	重度	位于双侧眉头-内眦连线交点，1点注射	100 U/（2~2.5 ml）	肌肉内	
	降眉间肌　女男	1~2	2~4	4~7				
		轻度	中度	重度	约位于眉头下5 mm。每侧1点/注射	100 U/（2~2.5 ml）	皮下	
	降眉肌　女男	0.5~1.5	1.5~4					
Ⅲ型		轻度	中度	重度	提上唇鼻翼肌起点，每侧1点注射	100 U/（2~2.5 ml）	皮下	
	女男	0.5~1.0	1~4	4~8				

四、典型案例（图 14-26、14-27）

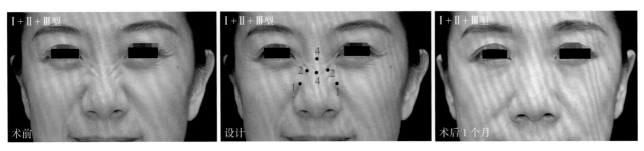

图 14-26　Ⅰ+Ⅱ+Ⅲ型鼻背纹注射典型案例（女，44 岁）

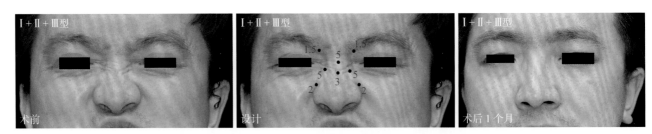

图 14-27　Ⅰ+Ⅱ+Ⅲ型鼻背纹注射典型案例（男，32 岁）

五、其他考量和精要

· 东亚人的鼻背纹力量较为强大，因此需要较多的剂量才可明显改善。10 U 为起始剂量，为西方人用量的 2~4 倍。

· 应于术前仔细评估患者是否为Ⅲ型，此型患者如不针对提上唇鼻翼肌治疗，则很难改善鼻背纹。

· Ⅰ型、Ⅱ型或Ⅲ型同时存在则同时治疗。

鼻背纹注射
教学视频

（注：扫描二维码后请按照提示注册后观看）

第五节　露龈笑（鼻唇沟）

一、相关肌肉解剖

参与露龈笑形成的肌肉众多，包括提上唇鼻翼肌、提上唇肌、颧小肌、颧大肌、口轮匝肌、提口角肌和间接参与的降鼻中隔肌。不同的个体差异较大，参与的肌肉也多有不同。其中降鼻中隔肌并非直接参与肌肉，虽然该肌肉有部分纤维止于上唇的口轮匝肌，但是对上唇的提升作用较小，主要作用是导致鼻尖下垂而加重露龈笑外观，因此将该肌肉放在该节中阐述（图 14-28、表 14-9）。

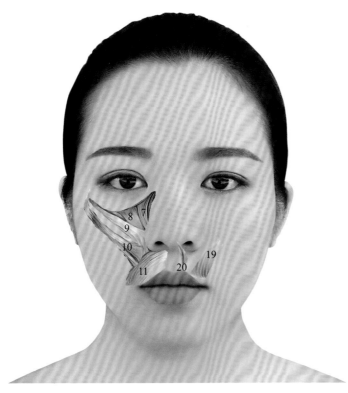

7　提上唇鼻翼肌
8　提上唇肌
9　颧小肌
10　颧大肌
11　口轮匝肌
19　提口角肌
20　降鼻中隔肌

图 14-28　露龈笑相关肌肉解剖示意图

表 14-9　露龈笑相关肌肉

肌肉	起止点	功能	协同肌	拮抗肌
颧大肌	起自颧颞缝前方颧骨面斜向肌纤维，斜行向内下方，止于蜗轴，与提口角肌、口轮匝肌等融合	向外上方牵拉口角	颧小肌、提上唇鼻翼肌、提上唇肌、提口角肌、笑肌	口轮匝肌、颊肌、降口角肌
颧小肌	起自颧颌缝后方颧骨骨面肌束，斜行向内下方向，部分肌束与眼轮匝肌外侧部融合。止于口角内侧上唇皮肤，部分肌束与口轮匝肌浅层融合	向外上方牵拉上唇及口角	颧大肌、提上唇鼻翼肌、提上唇肌、提口角肌、笑肌	口轮匝肌、颊肌
提上唇肌	起自眶下缘与眶下孔之间的上颌骨面，向内下方向逐渐浅行，与口轮匝肌纤维交织，后止于上唇外侧半皮肤及人中嵴，与提上唇鼻翼肌共同形成人中嵴的嵴状结构	向外上方及上方牵拉上唇	颧大肌、提上唇鼻翼肌、颧小肌、提口角肌、笑肌	口轮匝肌、颊肌
提上唇鼻翼肌	起于上颌骨额突，下行分为两束，内侧束插入鼻软骨和鼻部皮肤，外侧束穿入上唇，与提上唇肌和口轮匝肌融合	内侧束：鼻孔开大、鼻唇沟外上移位、上提和外翻上唇；外侧束：上提、外翻上唇	内侧部：鼻孔开大肌；外侧部：提上唇肌、颧大肌、颧小肌、提口角肌	口轮匝肌

续表

肌肉	起止点	功能	协同肌	拮抗肌
提口角肌	起自上颌骨的眶下孔下方的尖牙窝内，止于口角皮肤，部分纤维与降口角肌和口轮匝肌相融合	上提口角及上唇	提上唇肌、颧大肌、颧小肌、提上唇鼻翼肌、笑肌	口轮匝肌
降鼻中隔肌	起于上颌骨鼻棘，肌纤维向上附着于鼻翼软骨内侧脚下端，部分纤维与口轮匝肌相融合	微笑时，此肌肉收缩导致鼻尖下移，鼻尖体积相对变大。静息状态下，此肌肉张力过大也可使鼻尖呈下垂状态	提上唇肌、颧大肌、颧小肌、提上唇鼻翼肌、提口角肌、笑肌	无
口轮匝肌	口轮匝肌分为上、下唇部，呈环形，有多组肌肉参与并与其融合。口轮匝肌分为浅层、中层和深层纤维。部分浅层纤维可自唇部的一侧走行至对侧唇部，浅层纤维又分为上组纤维束（鼻束）和下组纤维束（鼻唇束）：鼻束起于颧骨、上颌骨和鼻骨，肌纤维主要来自颧大肌、颧小肌、提上唇肌、提上唇鼻翼肌、鼻横肌；鼻唇束起于下颌骨的尖牙窝，肌纤维主要来自降下唇肌。深层纤维来自颊肌唇部，构成口轮匝肌深层，其下缘的肌纤维与黏膜一起向外翻卷形成唇红。中层纤维由颧大肌、颧小肌、提上唇肌、提上唇鼻翼肌、提口角肌、降口角肌和降下唇肌的纤维参与组成	闭唇，使唇突出，协助吸吮、吞咽、咀嚼、发音	极为复杂，目前尚不清晰，不同的动作下参与形成口轮匝肌的肌肉均可作为协同肌肉	极为复杂，目前尚不清晰，不同的动作下参与形成口轮匝肌的肌肉均可作为拮抗肌肉

二、分型

根据参与露龈笑的肌肉，将之分为 7 型（图 14-29）：

Ⅰ型：提上唇鼻翼肌参与型。

Ⅱ型：提上唇肌参与型。

Ⅲ型：颧小肌参与型。

Ⅳ型：颧大肌参与型。

Ⅴ型：口轮匝肌参与型。

Ⅵ型：提口角肌参与型。

Ⅶ型：降鼻中隔肌参与型。

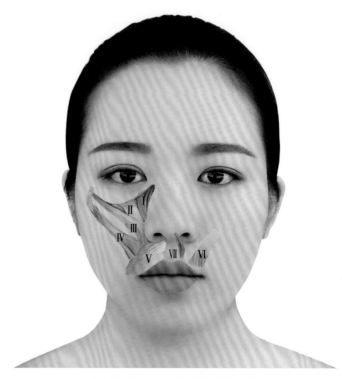

图 14-29　露龈笑分型示意图

三、注射技术及考量（图 14-30、表 14-10）

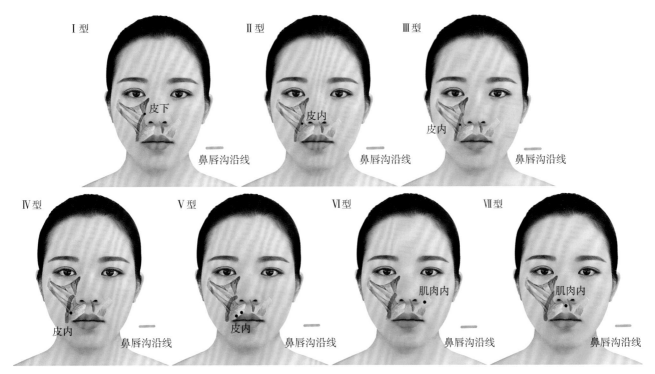

图 14-30　露龈笑分型注射示意图

表 14-10　露龈笑（鼻唇沟）注射技术及考量

分型		肌力及总剂量（单侧 U）			注射点位	浓度	层次	协同肌和拮抗肌
I 型	女	轻中度		重度	鼻唇沟沿线与鼻翼交点，通常为 1 个注射点	100 U/（2～2.5 ml）	皮下	
		0.5～2		2～4				
	男	1～3		3～5				
II 型	女	轻中度		重度	提上唇肌经过鼻唇沟沿线的区域，1～3 点注射	100 U/（2～2.5 ml）	皮内	
	男	1～3		3～7				
III 型	女	轻中度		重度	颧小肌经过鼻唇沟沿线的区域，通常为 1 点，有时可增加 1 点	100 U/（2～2.5 ml）	皮内	
	男	0.5～1		1.5～3				
IV 型	女	轻中度		重度	颧大肌经过鼻唇沟沿线的区域，通常为 1 点，有时可增加 1 点	100 U/（2～2.5 ml）	皮内	上述各肌肉之间均为协同作用，应了解肌肉走行，于术前仔细观察为哪块肌肉产生露龈笑
	男	0.5～1		1～3				
V 型	女	轻度	中度	重度	沿上唇柱状线走行，单侧标注 1～3 点，每点间隔约 1 cm	100 U/（2～2.5 ml），5～10 U/ml（单点 < 0.25 U 时）	皮内	
	男	0.5～1	1～4					
			1～5					
VI 型	女	轻中度		重度	尖牙垂线与鼻唇沟沿线交点体表投影位置进针，刺入近骨膜层次注射	100 U/（2～2.5 ml）	肌肉内	
	男	0.5～2		2～4				
VII 型	女	轻度	中度	重度	人中凹与鼻唇角顶点的交点体表投影位置进针，刺入近骨膜层次注射	100 U/（2～2.5 ml）	肌肉内	
	男	0.5～1	1～2	2～4				

四、典型案例（图 14-31、14-32）

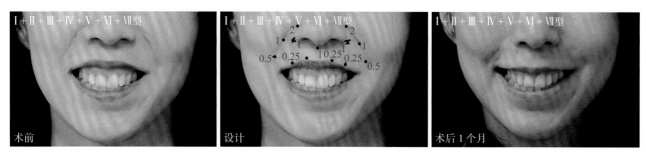

图 14-31　Ⅰ+Ⅱ+Ⅲ+Ⅳ+Ⅴ+Ⅵ+Ⅶ型露龈笑注射典型案例（女，28 岁）

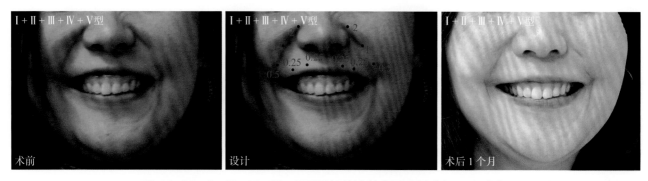

图 14-32　Ⅰ+Ⅱ+Ⅲ+Ⅳ+Ⅴ型露龈笑注射典型案例（女，36 岁）

五、其他考量和精要

·关于注射点位的确定，应秉承本书中关于 BTN 注射点位确定的原则，即"哪有皱纹打哪里"的原则。在露龈笑中，我们可以把"鼻唇沟沿线（对应于提上唇鼻翼肌、提上唇肌、颧小肌和颧大肌）""鼻唇角（对应于降鼻中隔肌）""上唇柱状线上方凹陷（对应于浅层的口轮匝肌）""尖牙上方的齿龈沟（对应于提口角肌）"认为是皱纹，这样非常有利于定位注射点位。

·露龈笑（鼻唇沟）注射最不愿意看到的并发症是双侧的不对称，因此，在针对各型注射时要非常强调双侧的对称性注射——层次、剂量、点位、注射速度。当然，如术前即存在双侧不对称则需要相应调整剂量。另外，为更好地控制 BTN 的弥散范围，应强调在Ⅱ、Ⅲ、Ⅳ和Ⅴ型的皮内注射，此种层次的注射更利于控制弥散形状（见第十三章）。

·动力性鼻唇沟适合做 BTN 注射，然而，临床中多数鼻唇沟为非动力性（见第七章第二节）并伴有中面部的下垂，如对上述患者实施鼻唇沟的 BTN 注射，则极易发生中面部的下垂。

·Ⅰ型的注射层次为皮下脂肪，原因为该处皮下脂肪较厚，提上唇鼻翼肌较为深在。Ⅰ型为传统注射方法最常用的部位，然而，如仅针对Ⅰ型治疗，通常临床效果不佳，根本原因是术前未仔细观察参与露龈笑形成的肌肉而未实施治疗；另外，由于提上唇肌、颧小肌和颧大肌的代偿性增强，会出现口裂呈现"月牙嘴"的形态，此表现因个人审美不同而存在好恶差异（图 14-33）。

·Ⅱ型、Ⅲ型和Ⅳ型的注射点位定位较难把握。提上唇肌、颧大肌、颧小肌在经过鼻唇沟沿线

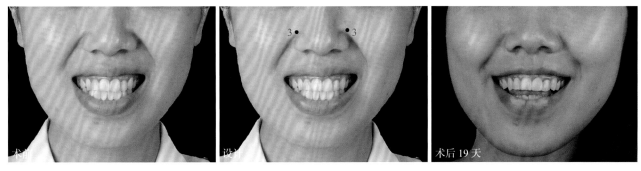

图 14-33　单纯针对I型治疗出现"月牙嘴"的表现（女，27 岁）

时，很难通过体表定位来确认是哪块肌肉走行在哪个位置。一种简单的方法是沿鼻唇沟凸起的沿线每间隔约 1 cm 选择点位实施皮内注射，此种方法仅需考虑皱纹形态和走行，无需考虑所参与的肌肉，原因为鼻唇皱襞是提上唇鼻翼肌、提上唇肌、颧大肌和颧小肌向上唇走行并混合交织的必经部位。鉴于此，从某种意义上说，Ⅱ 型、Ⅲ 型和 Ⅳ 型可以视为一种分型。2009 年，Hwang WS[29] 提出的 Yousei 点（鼻翼外侧点—位于口角与鼻翼之间的鼻唇褶皱中点—位于鼻翼与耳屏之间连线的内侧 1/4 的上颌点，三者形成三角形区域的中心点）也印证了同样的观点，极具参考意义。该研究发现在 Yousei 点的位置，提上唇鼻翼肌、提上唇肌和颧小肌多数情况下呈交织混合走行，因此该点常作为露龈笑的注射点位，可以起到同时麻痹 3 块肌肉的作用。然而，当颧大肌参与形成露龈笑时，Yousei 点会显示出其覆盖不全的局限性。

· 露龈笑的治疗中应充分体现"均匀"麻痹的总原则，即充分评估所有协同肌肉，并对参与肌肉做"均匀"的注射，减轻各组肌肉力量不平衡导致的不适感觉。因此，笔者更建议将总量分配到每个注射点，而不是在单一注射点注射较大量的 BTN。

· 由于口轮匝肌的浅层是提上唇肌、提上唇鼻翼肌、颧小肌和颧大肌的肌纤维混合而成，因此在大笑时可能会出现上唇外翻的表现；而且，上唇注射 BTN 后，由于麻痹上述混合肌肉导致中面部上提力量减弱，存在上唇延长的现象。确定露龈笑存在 V 型的主要依据是大笑后上唇外翻征象。此型注射时需注意剂量应偏向保守，层次应在皮内，否则会影响中层口轮匝肌的口唇闭合功能。

· 在观察患者露龈笑时，术者应观察尖牙上方的唇部上提程度，并以此确定该患者是否存在Ⅵ型。

· 观察患者大笑时是否存在鼻尖下垂的现象，如存在则包含Ⅶ型。

· 各型同时存在则需同时治疗。

露龈笑注射
教学视频

（注：扫描二维码后请按照提示注册后观看）

第六节　颏纹

一、相关肌肉解剖（图 14-34、表 14-11）

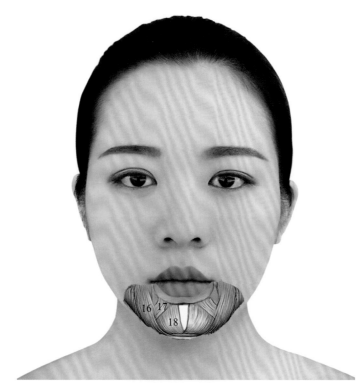

16 降口角肌
17 降下唇肌
18 颏肌

图 14-34　颏肌、降口角肌、降下唇肌解剖示意图

表 14-11　颏纹相关肌肉

肌肉	起止点	功能	协同肌	拮抗肌
颏肌	起于下切牙，肌纤维垂直穿行到颏部真皮内	前伸下唇	降口角肌、降下唇肌、颈阔肌	上提上唇的肌肉

注：降口角肌、降下唇肌解剖见第十四章第七节。

二、分型（图 14-35）

Ⅰ型：下方型，下颌缘上方 1 cm 以下的颏纹，由下部颏肌产生。

Ⅱ型：上方型，下颌缘上方 1 cm 以上的颏纹，由上部颏肌产生。

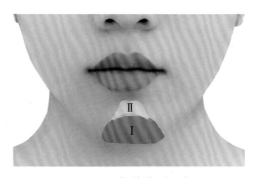

图 14-35　颏纹分型示意图

三、注射技术及考量（图 14-36、表 14-12）

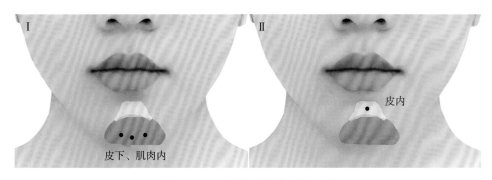

图 14-36　颏纹分型注射示意图

表 14-12　颏纹注射技术及考量

	肌力及总剂量（U）			注射点位	浓度	层次	协同肌和拮抗肌
		轻度	中度	重度	下颌缘上 1 cm 以下的颏肌区域，1~3 点，中部 1 点位于中线与下颌缘交界处，如需要增加点位则在中间 1 点左右对称性增加 2 点，每点间隔 1 cm			
Ⅰ型	女	1~4		4~10		100 U/（2~2.5 ml）　皮下、肌肉内		当颏肌收缩时，通常降下唇肌和降口角肌为协同肌，需注意此 3 块肌肉之间的平衡，多数情况下需同时治疗降口角肌和颏肌
	男	1~5		6~12				
		轻度	中度	重度	位于下颌缘上 1 cm 至下唇柱状线之间的区域，术前评估嘱患者做下唇前伸动作，评估该区域是否存在颏纹。1~4 点，每点间隔 1 cm			
Ⅱ型	女	0.5~1.5		1.5~5		100 U/（2~2.5 ml）	皮内	
	男	0.5~2		2~6				

四、典型案例（图 14-37、14-38）

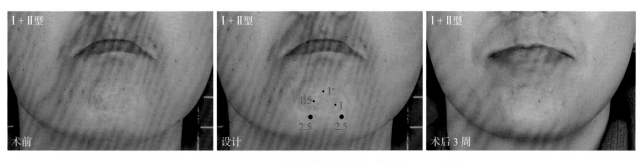

图 14-37　Ⅰ + Ⅱ型颏纹注射典型案例（女，38 岁）

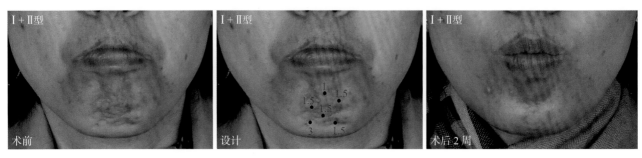

图 14-38   Ⅰ+Ⅱ型颏纹注射典型案例（女，45 岁）

五、其他考量和精要

·颏肌收缩时，通常降口角肌和降下唇肌作为协同肌。可通过表情定位每块肌肉的位置，做到个体化识别并同时治疗降下唇肌和颏肌（图 14-39）。Ⅰ型和Ⅱ型的注射点定位需参考术前评估，点位需远离降下唇肌至少 5 mm 以上，并根据颏肌的宽度决定注射点数。

·Ⅱ型的注射层次强调在皮内注射，可有效防止弥散到降下唇肌内；中线注射的目的是即使肉毒毒素不慎弥散到该肌肉，由于皮内注射的圆形均匀弥散，也不易导致双侧降下唇肌的不对称。

·Ⅰ型和Ⅱ型同时存在则同时治疗。

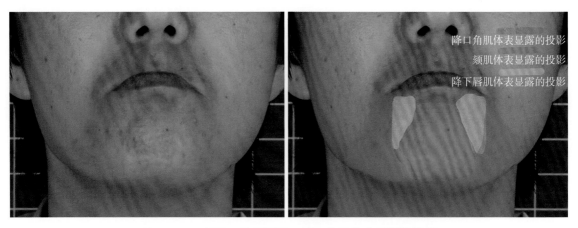

图 14-39   颏肌、降下唇肌、降口角肌体表显露的投影

颏纹注射
教学视频

（注：扫描二维码后请按照提示注册后观看）

第七节　木偶纹（提升口角）

一、相关肌肉解剖

动力性木偶纹主要由降口角肌引起，降下唇肌、颈阔肌是主要的协同肌肉（表 14-13）。降口角肌为一块三角形的表浅肌肉，当做口角下拉的动作时可基本确定其轮廓，从而确定降口角肌的收缩范围。通常于口角垂线下方可见降口角肌牵拉皮肤导致的凹陷，也可见降下唇肌和颈阔肌的协同情况及大致轮廓（图 14-39）。2014 年，Choi YJ 通过尸体解剖给出降口角肌注射的安全点位建议，即在口轴中心点向内 30°、向外 45° 的扇形范围为注射安全区域。由于个体差异较大，安全边界的确定主要参考个体运动后的肌肉形态，Choi YJ 的结果仅具有一定的参考意义。相关肌肉解剖示意图见图 14-34。

表 14-13　木偶纹相关肌肉

肌肉	起止点	功能	协同肌	拮抗肌
降口角肌	降口角肌、降下唇肌和颏肌这 3 块肌肉自浅向深呈叠瓦状排列。降口角肌起自下颌底，呈三角形，向头侧延伸至蜗轴，其起始部与颈阔肌相融合	下降口角	颈阔肌、降下唇肌	上提上唇的肌肉
降下唇肌	位于降口角肌深面，呈方形，起自颏孔附近的下颌骨下缘，两侧肌纤维斜向前上逐渐靠拢并与口轮匝肌融合	下降下唇	颈阔肌、降下唇肌	上提上唇的肌肉

注：颏肌解剖见第十四章第六节，颈阔肌解剖见第十四章第八节。

二、分型（图 14-40）

Ⅰ 型：上方型，经做降口角动作的评估后，可见经口角垂线的口角下 1.5 cm 以内范围存在皮肤凹陷。该分型由上方降口角肌产生。

Ⅱ 型：下方型，经做降口角动作的评估后，可见下颌缘上方 1 cm 以下的木偶纹，由下方降口角肌产生，通常颈阔肌和降下唇肌也会参与产生木偶纹。

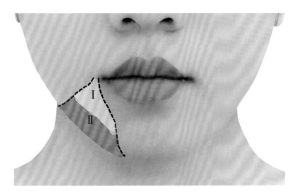

图 14-40　木偶纹分型示意图

三、注射技术及考量（图 14-41、表 14-14）

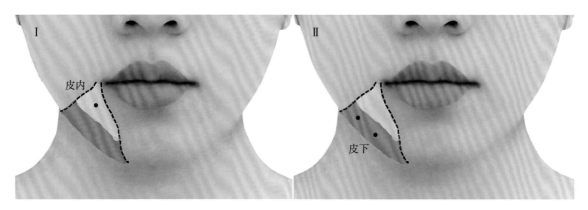

图 14-41　木偶纹分型注射示意图

表 14-14　**木偶纹注射技术及考量**

分型	肌力及总剂量（单侧 U）			注射点位	浓度	层次	协同肌和拮抗肌
	轻度	中度	重度				
I 型	女		0.25 ~ 0.5	做降口角动作时位于口角下的凹陷区域，通常位于口轴垂线下 1 ~ 1.5 cm 的位置。单点注射	100 U/（2 ~ 2.5 ml），5 ~ 10 U/ml（单点 < 0.25 U 时）	皮内	该区域内降口角肌与降下唇肌紧邻，可参考文献 [28] 确定大致范围（口轴中心点向内 30°、向外 45° 的扇形范围内），结合降口角动作后出现的凹陷定位注射点，同时注意皮内注射以减少弥散到降下唇肌
	0.125 ~ 0.25						
	男		0.25 ~ 0.75				
	轻度	中度	重度	位于下颌缘上 1 cm 至下颌缘线之间的区域，参考文献 [28]（口轴中心点向内 30°、向外 45° 的扇形范围内）内侧线以外 5 mm 的下颌缘线上选取注射点。1 ~ 3 点，每点间隔 1 cm。颈阔肌如参与降口角则同时治疗	100 U/（2 ~ 2.5 ml）	皮下	注意颈阔肌的协同作用，通常颈阔肌会参与降口角的动作
II 型	女　1 ~ 2	2 ~ 3	3 ~ 4				
	男　1 ~ 2.5	2.5 ~ 4	4 ~ 5				

四、典型案例（图 14-42、14-43）

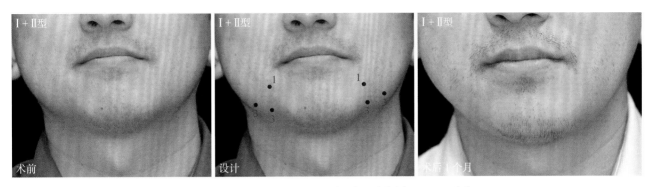

图 14-42　Ⅰ + Ⅱ型木偶纹注射典型案例（男，32 岁）

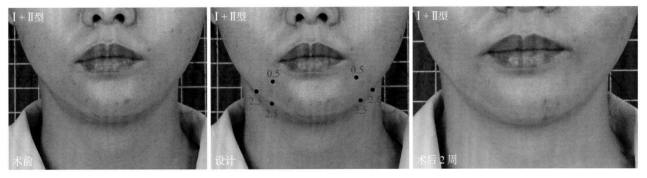

图 14-43　Ⅰ + Ⅱ型木偶纹注射典型案例（女，30 岁）

五、其他考量和精要

· Ⅰ型务必在皮内注射以降低累及降下唇肌的可能。

· Ⅱ型中，内侧边界较 Choi YJ 文献中提及的（口轴中心点向内 30°、向外 45° 的扇形范围内）再向外侧移位 5 mm，且皮内注射，以降低累及降下唇肌的可能。颈阔肌通常会参与降口角动作，需同时治疗。

· Ⅰ型和Ⅱ型同时存在则同时治疗。

木偶纹注射
教学视频

（注：扫描二维码后请按照提示注册后观看）

第八节　下面部提升

一、相关肌肉解剖

颈阔肌是面部向下方用力的最大的表情肌，当其先天性张力较大时或因衰老等其他原因引起相对张力较大时，会向下牵拉下面部，导致下颌缘不清晰、口角下拉、颈纹加重；当颈阔肌收缩且纵行条索或边缘明显时，可形成"火鸡脖"。西方人颈阔肌通常于中线处分开，收缩时呈现条索状，为形成"火鸡脖"的解剖基础。东亚人的颈阔肌多在中线处融合，故"火鸡脖"较为罕见（图 14-44、表 14-15）。

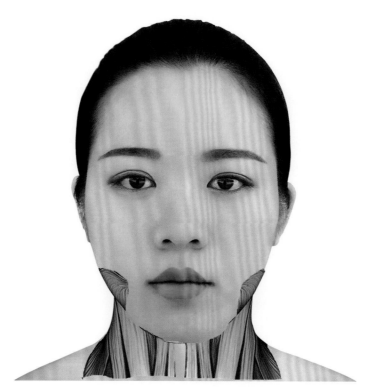

图 14-44　颈阔肌解剖示意图

表 14-15　颈阔肌解剖

肌肉	起止点	功能	协同肌	拮抗肌
颈阔肌	起自下颌缘，覆盖颏部和下颌角，然后向下附着于锁骨，大约于第二肋水平与胸锁筋膜相融合	下降口角和唇部，协助降下颌，下拉颊部	降口角肌、降下唇肌	上提上唇的肌肉

二、分型

颈阔肌收缩的动作要领为前伸颏部的同时龇牙、咧嘴。在评估颈阔肌的范围和形态特点后进行分型（图 14-45）。

Ⅰ型：弥漫性颈阔肌张力增高。

Ⅱ型：部分区域呈条索性张力增高。

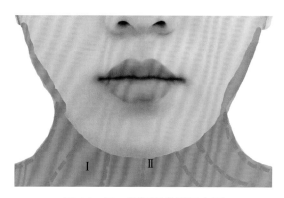

图 14-45　颈阔肌分型示意图

三、注射技术及考量（图 14-46、表 14-16）

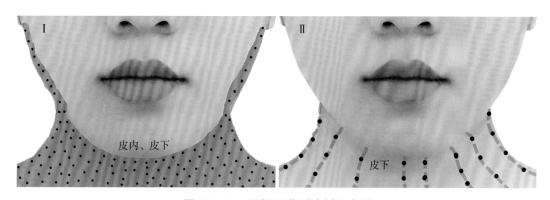

图 14-46　颈阔肌分型注射示意图

表 14-16　颈阔肌注射技术及考量

分型	肌力及总剂量（U）			注射点位	浓度	层次	协同肌和拮抗肌
Ⅰ型		轻度	中度	重度	评估后的颈阔肌所在部位。共 100~250 点，微注射方式，单点 0.1~0.4 U，每点间隔 1 cm	100 U/（2~2.5 ml），10 U/ml（单点< 0.25 U 时）	皮内、皮下	近降口角肌的颈阔肌与降下唇肌紧邻，注意该部位注射时务必采用皮内注射以减少弥散到降下唇肌。注意颈阔肌与降口角肌的协同作用，通常需要同时治疗
	女	30~45	45~60	60~75				
	男	40~55	55~70	70~85				
Ⅱ型		轻度	中度	重度	评估后的颈阔肌条索所在部位。共 10~50 点，单点 0.5~2.5 U，每点间隔 1 cm	100 U/（2~2.5 ml）	皮内、皮下	
	女	30~45	45~60	60~75				
	男	40~55	55~70	70~85				

四、典型案例（图 14-47、14-48）

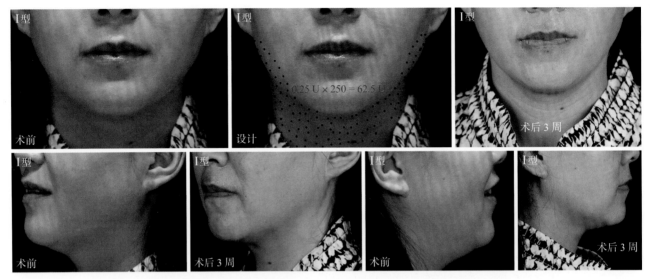

图 14-47　Ⅰ型颈阔肌注射典型案例（女，40 岁）

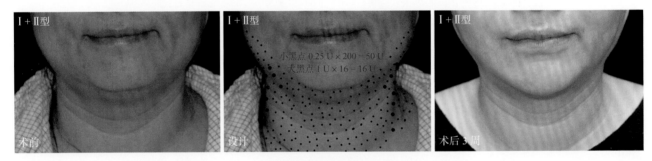

图 14-48　Ⅰ + Ⅱ型颈阔肌注射典型案例（女，42 岁）

五、其他考量和精要

绝大部分患者均为混合型，但注意总剂量勿超过 45 U/ 侧，以保证注射安全。

下面部提升注射
教学视频

（注：扫描二维码后请按照提示注册后观看）

参考文献

[1] Huang W, Foster JA, Rogachefsky AS. Pharmacology of botulinum toxin. J Am Acad Dermatol, 2000, 43(2 Pt 1): 249-259.

[2] Baumann L, Slezinger A, Vujevich J, et al. A double-blinded, randomized, placebo-controlled pilot study of the safety and efficacy of Myobloc(botulinum toxin type B)-purified neurotoxin complex for the treatment of crow's feet: a double-blinded, placebo-controlled trial. Dermatol Surg, 2003, 29(5): 508-515.

[3] Wilson AJ, Chang B, Taglienti AJ, et al. A quantitative analysis of Onabotulinum toxin A, Abobotulinum toxin A, and Incobotulinum toxin A: a randomized, double-blind, prospective clinical trial of comparative dynamic strain reduction. Plast Reconstr Surg, 2016, 137(5): 1424-1433.

[4] Lowe NJ, Ascher B, Heckmann M, et al. Double-blind, randomized, placebo-controlled, dose-response study of the safety and efficacy of botulinum toxin type A in subjects with crow's feet. Dermatol Surg, 2005, 31(3): 257-262.

[5] Rivers JK, Bertucci V, McGillivray W, et al. Subject satisfaction with onabotulinum toxin A treatment of glabellar and lateral canthal lines using a new patient-reported outcome measure. Dermatol Surg, 2015, 41(8): 950-959.

[6] Carruthers J, Carruthers A. Botulinum toxin type A treatment of multiple upper facial sites: patient-reported outcomes. Dermatol Surg, 2007, 33(1 Spec No.): S10-17.

[7] Beer KR. Comparative evaluation of the safety and efficacy of botulinum toxin type A and topical creams for treating moderate-to severe glabellar rhytids. Dermatol Surg, 2006, 32(2): 184-197.

[8] Chang BL, Wilson AJ, Taglienti AJ, et al. Patient perceived benefit in facial aesthetic procedures: FACE-Q as a tool to study botulinum toxin injection outcomes. Aesthet Surg J, 2016, 36(7): 810-820.

[9] Kowalski J, Kozma C, Reese PR, et al. Initial development of a patient completed questionnaire to assess outcomes of aesthetic treatment for hyper functional facial lines of the upper face. Abstract submitted for the American Academy of Dermatology's Annual Meeting;July 20-24, 2005;Chicago, IL.

[10] Cox SE, Finn JC, Stetler L, et al. Development of the facial lines treatment satisfaction questionnaire and initial results for botulinum toxin type A–treated patients. Dermatol Surg, 2003, 29(5): 444-449.

[11] Hexsel D, Hexsel C, Siega C, et al. Fields of effects of 2 commercial preparations of botulinum toxin type A at equal labeled unit doses: a double-blind randomized trial. JAMA Dermatol, 2013, 149(12): 1386-1391.

[12] Hexsel D, Brum C, do Prado DZ, et al. Field effect of two commercial preparations of botulinum toxin type A: a prospective, double-blind, randomized clinical trial. J Am Acad Dermatol, 2012, 67(2): 226-232.

[13] Alimohammadi M, Andersson M, Punga AR. Correlation of botulinum toxin dose with neurophysiological parameters of efficacy and safety in the glabella muscles: a double-blind, placebo-controlled, randomized study. Acta Derm Venereol, 2014, 94(1): 32-37.

[14] Kim HS, Kim C, Cho H, et al. A study on glabellar wrinkle patterns in Koreans. J Eur Acad Dermatol Venereol, 2014, 28(10): 1332-1339.

[15] Ramirez-Castaneda J, Jankovic J. Diffusion, spread, and migration fo botulinum toxin. Mov Disord, 2013, 28(13): 1775-1783.

[16] Hsu TS, Dover JS, Arndt KA. Effect of volume and concentration on the diffusion of botulinum exotoxin A. Arch Dermatol, 2004, 140(11): 1351-1354.

[17] Wu WT. Microbotox of the lower face and neck: evolution of a personal technique and its clinical effects. Plast Reconstr Surg, 2015, 136(5 Suppl): 92S-100S.

[18] Cao Y, Yang JP, Zhu XG, et al. A comparative in vivo study on three treatment approaches to applying topical botulinum toxin A for crow's feet. Biomed Res Int, 2018, 3: 6235742.

[19] Jiang HY, Chen S, Zhou J, et al. Diffusion of two botulinum toxins type A on the forehead: double-blinded, randomized, controlled study. Dermatol Surg, 2014, 40(2): 184-192.

[20] Elwischger K, Kasprian G, Weber M, et al. Intramuscular distribution of botulinum toxin--visualized by MRI. J Neurol Sci, 2014, 344(1-2): 76-79.

[20] Gosain AK, Klein MH, Sudhakar PV, et al. A volumetric analysis of soft-tissue changes in the aging midface using high-resolution MRI: implications for facial rejuvenation. Plast Reconstr Surg, 2005, 115: 1143-1452;discussion 1153-1155.

[21] Cohen S, Artzi O, Heller L. Forehead lift using botulinum toxin. Aesthet Surg J, 2018, 38(3): 312-320.

[22] Mustak H, Rafaelof M, Goldberg RA. Use of botulinum toxin for the correction of mild ptosis. Clin Aesthet Dermatol, 2018, 11(4): 49-51. Epub 2018 Apr 1.

[23] Jay GW, Barkin RL. Primary headache disorders- part 2: tension-type headache and medication overuse headache. Dis Mon, 2017, 63(12): 342-367.

[24] Belvis R, Mas N. Treatment of chronic migraine with intramuscular pericranial injections of onabotulinumtoxin a. Recent Pat CNS Drug Discov, 2014, 9(3): 181-192.

[25] Rzany B, Dill-Müller D, Grablowitz D, et al. Repeated botulinum toxin A injections for the treatment of lines in the upper face: a retrospective study of 4, 103 treatments in 945 patients. Dermatol Surg, 2007, 33(1 Spec No.): S18-S25.

[26] Zhang X, Cai L, Yang M, et al. Botulinum toxin to treat horizontal forehead lines: a refined injection pattern accommodating the lower frontalis. Aesthet Surg J, 2020, 40(6): 668-678.

[27] de Almeida AR, da Costa Marques ER, Banegas R. Glabellar contraction patterns: a tool to optimize botulinum toxin treatment. Dermatol Surg, 2012, 38(9): 1506-1515.

[28] Choi YJ, Kim JS, Gil YC, et al. Anatomical considerations regarding the location and boundary ofthe depressor anguli oris muscle with reference to botulinum toxin injection. Plast Reconstr Surg, 2014, 134(5): 917-921.

[29] Hwang WS, Hur MS, Hu KS, et al. Surface anatomy of the lip elevator muscles for the treatment of gummy smile using botulinum toxin. Angle Orthod, 2009, 79(1): 70-77.